代理出産

生殖ビジネスと命の尊厳

大野和基
Ohno Kazumoto

a pilot of wisdom

目次

図作成／テラエンジン

プロローグ――「代理出産」問題とは何か

代理出産に寛容な日本人?

夫婦ともに子どもが欲しいと願っている。しかし、妻の身体に何らかの原因があって子どもを得ることが不可能であるとわかった場合、第三者の女性に産んでもらう「代理出産」という方法を、あなたはどう考えるだろうか。自分たちの血をひく子どもを授かるためなら、試してみたいと思うだろうか。それとも子どものいない人生もまた人生と、そのさだめを受けとめるだろうか。

そんな問いかけに対して、日本人は果たしてどんな反応を示すのか、ここに興味深いデータがある。厚生労働省は、二〇〇七年二月から三月にかけて、全国の二〇〜六九歳の男女五〇〇〇人を対象に生殖補助医療に関して意識調査を実施し、約三四〇〇人から回答を得た。その結果、「妻が子どもを産めない場合に夫婦の受精卵を使って他の女性に産んでもらう代理出産」を、五四％の人が「認めてもよい」と回答したのである。「自分が子どもに恵まれない場合に、代理出産を利用したいか」という質問には、「利用したい」が九・七％、「配偶者が賛成したら利用したい」が四〇・九％にも達したという。

他人が選択するにせよ、自分が選択するにせよ、代理出産という行為に対して、日本人が寛容である、ということをこの調査は裏付けたことになる。

ここで私が懸念するのは、この調査に参加した人が代理出産についてどれほどの予備知識や情報をもっていたかということだ。代理母には身体的にも精神的にも想像を超える苦痛があり、命を失うリスクもあるという認識はあったろうか。また、依頼者夫婦と代理母との間に起きたさまざまな事件や裁判など、その実態を知ってのうえだろうか。

人工授精型と体外受精型

代理出産の先鞭《せんべん》をつけたのは、常に時代のパイオニアを自負するアメリカである。記録上では一九七六年にアメリカ初の代理出産が行われたが、世間の関心は薄く、報道もごく小さな扱いにすぎなかった。

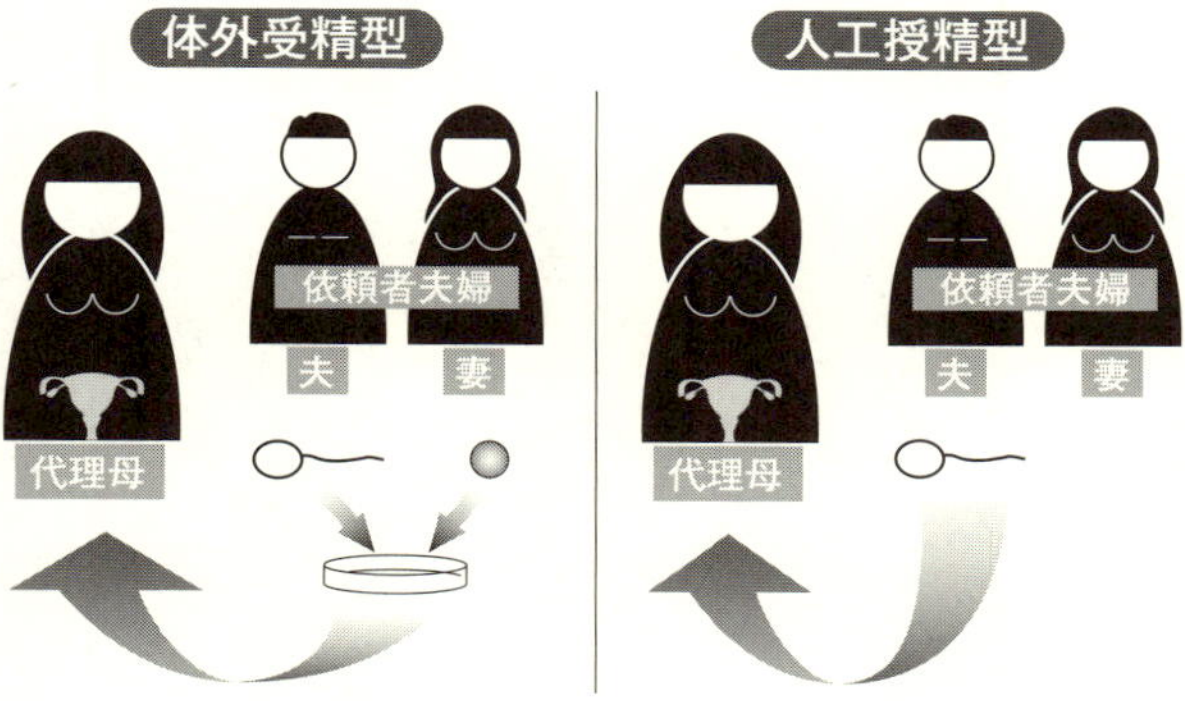

人工授精型では、依頼者夫婦の夫の精子を代理母の子宮に注入。体外受精型では、依頼者夫婦の精子と卵子を体外受精させ、受精卵を代理母の子宮へ移す。

代理出産という方法に、にわかに関心が集まり出したのは一九八〇年代に入ってからだ。代理出産には大きく分けて二つの流れがある。一つは八〇年代半ばあたりまで主流だった「人工授精型」で、依頼者夫婦の夫の精子を代理母の排卵日に子宮に直接注入して妊娠させる方法である。この人工授精型による代理出産は、依頼者側の夫の精子と代理母の卵子を受精させるわけなので、生まれた子どもは当然代理母とも遺伝的なつながりをもつ。そのことが親子関係にまつわる数々の事件の発端になったのだが……。

その後、体外受精の技術が確立するにつれて、依頼者夫婦の精子と卵子を体外で受精させた受精卵を代理母の子宮に移植する「体外受精型」へと移行していった。この方法は、依頼者夫婦の受精卵を代理母の子宮で育てるわけだから、生まれた子どもは依頼者夫婦と遺伝的なつながりをもつ。つまり、依頼者夫婦の血をひく子どもが代理母から生まれるのである。生殖補助医療の技術が長足の進歩を遂げたことで、一昔前なら考えられなかった生命操作が実現可能になったのである。

代理出産がはらむ問題とは

しかし、一九八〇年代のアメリカは、法的にも環境的にもあまりにも未整備な時代であった。その間、子どもを欲しがる依頼者夫婦と代理母との間で、さまざまな悲劇と混乱が生じた。私はその八〇年代から、依頼者と代理母との赤ちゃん争奪事件をはじめ、数々の代理出産に関する事例の取材を重ねてきた。その揺籃期《ようらんき》に「未知の選択」をした当事者たちを今回あらためて取材したのは、代理出産が生まれてきた背景とその後の変遷を、もう一度この目で確かめてみたいと思い至ったからである。

そこからどんな結論が導き出されるのか。当時の混乱はどう解決をみたのか、そこに新たな問題は派生していないのかなど、現在そして将来にわたって、代理出産がはらむ問題を明らかにすることが本書の目的の一つである。

さらにいえば、アメリカでの紆余曲折《うよきょくせつ》の背景を知ることで、いまだ法制度の整っていない日本の取るべき道も見えてくるのではないか。日本では「原則禁止」とはされているものの、具体的な法制化は何一つされていない。いまや代理出産は、巨大なマネーが動くビジネスとして世界を巻き込もうとしている。日本だけ「見えていない」ではすまされないのである。といって安易な法制定、生半可な容認は、かつてのアメリカと同様の混乱が起きかねない。だからこそ、議論を重ね、慎重を期した法整備が望まれるのである。

筆者は本書の執筆のために、マサチューセッツ州に住むマーケル家を取材した。マーケル家の歴史は、代理出産抜きでは語れない。長男は夫のグレン・マーケル氏の精子を代理母の子宮に人工授精させて生まれ、下の双子の兄妹は、マーケル夫妻の受精卵を代理母の子宮に移植してできた子どもだ。つまりマーケル家は、一つの家族で代理出産の歴史を体現しているのである。この家族、およびそこに関わった人々を取材することは、代理出産のはらむ問題を知るうえで重要な手がかりとなるはずだ。

夫婦が代理出産という方途に頼るまでの経緯、誕生後の経過、そして現在の心境を聞き、さらに、それぞれの代理母、代理出産で生まれてきた子どもたちにも話を聞いた。代理出産で生まれてきた子どもたちが、その出自も含めて自らの心情を語ることは稀有《けう》だと思う。

代理出産という方法でしか子どもがもてないカップルには同情の念を禁じえないし、筆者自身はいかなる代理出産も禁止すべきだと主張するつもりはない。ただ、背景を知れば知るほど、この子宮の貸し借りという行為に疑問をもたざるをえない。しかし、安易な「賛成」も、「反対」も事の真相をみる目を曇らせる。結論は急ぐまい。

何事についてもそうだが、どれほど筋が通った卓論であっても机上の空論であってはならないと、私は常々考えている。実際の現場では、予想をはるかに超えたことが多々起きるからだ。どれほど立派な卓論であっても実例の前にはものの見事に崩壊する。

代理出産の是非について、とかくすると表面的にしか論じられない傾向に一石を投じることができるかどうか。それは読者の判断に任せるしかないが、いま何が起きているのか、それを見届けるため、私なりに精一杯現場に足を踏み入れてみた。

第一章　混乱をきわめた人工授精型の時代

■代理出産の歴史を体現するマーケル家

子どもはすべて代理出産

ボストンのローガン空港から、俗称マスパイクと呼ばれるハイウェーI－90に入り、九〇キロほど西に突っ走ると、ガソリンスタンド以外、店らしい店も見当たらない、長閑《のどか》な片田舎にたどり着く。マーケル家の邸宅は、ウースター郡のニュー・ブレイントリーという町にある。隣の家が見えないほど、家同士の間隔が離れているので、どこが入り口かわかりにくい。何回も行き過ぎては戻ったが、道を尋ねるにも人気がない。実際この家を探し当てるのは一苦労だった。

やっとたどり着いたマーケル家の土地の広さは四四エーカーというから、東京ドームが三・八個すっぽり入る広さである。隣接する家との境界線がどこにあるかはわからないが、家の向こうに目をやると、無窮に広がる蒼穹《そうきゅう》の下に、坦々《たんたん》となだらかな丘が続く。

その瀟洒《しょうしゃ》な邸宅の建坪は三四五平米。部屋数は九つだが、寝室とバスルームが四つずつあり、暖炉も同じ数だけある。

私がこの本の取材のためにマーケル家を訪問したのは、二〇〇六年一二月だ。車を降りると、吐《は》く息が真っ白になるほど冷えて、凍るような冷気が肌をつきさした。

マーケル夫妻は妻が不妊とわかってから、代理出産という当時としては斬新《ざんしん》な手段を選んだが、その道のりはまさに茨《いばら》の道だった。マーケル家の長男は、夫、グレン・マーケルの精子を代理母の子宮に注入して受精させるという人工授精型の代理出産で誕生した。長男と遺伝的なつながりをもつのは妊娠・出産をした代理母のほうで、グレンの妻、リンダ・マーケルとは遺伝的にはつながりはない。その後、医学技術の進歩によって、夫婦の受精卵を代理母の子宮に移植するという体外受精型の方法で、マーケル夫妻は、夫婦両方と遺伝的なつながりをもつ双子を得ている。

代理出産で生まれてきた子どもたちがどのように生き、育ってきたか、私は想像すらできなかったが、今回初めて直接本人たちに取材することができた。代理出産は、この手段でしか子どもがもてないカップルにとっては天恵であるが、生まれてくる子どものことはいままでほとんど議論されたことがない。果たして幸せな思春期を送ることができるのであろうか。そういう子どもをもつ母親は何をもっとも危惧《きぐ》していたのだろうか。子どもとの軋轢《あつれき》は生じなかったのか。母親と遺伝的なつながりのある子とない子がともに兄弟として育つ中で、彼らは自分の出自をどう理解し、受け止めたのだろう。

また依頼された代理母たちは、どのような気持ちでこの困難な仕事を引き受けたのか。さらに妊娠中、出産後どのような心身の葛藤《かっとう》を経験したのか。

すべての子どもが代理出産で生まれたというマーケル家の特異な経験は、こうした当事者でしか知りえないことを知る好例であると考えたので、子どもたちを含めて彼らへの取材に踏み切ったのである。

「不妊」に苦しんで

マーケル家の当主グレン・マーケルは、身長一九〇センチほどで長身痩軀《そうく》。地元の銀行の頭取だ。気品がどことなくにじみ出て、穏やかな雰囲気をたたえている。一方、妻のリンダは一六五センチほどだが、夫とは正反対の性格で、早口で人に口を挟ませない口吻《こうふん》のもち主だ。常に活気にあふれていて、進取の気性に富んでいる女性である。

ダイニングテーブルをはさんで私と向かい合ったリンダが、まず不妊に苦しんでいた当時のことを語り始めた。

「あのころの私たちは、自分たちの子どもが欲しいということしか考えていませんでした」

一九七九年、グレンとリンダはどちらも三〇歳で結婚したという。二人とも再婚だった。大恋愛の末の結婚で、一刻も早く子どもが欲しいと願っていた。運良くすぐに妊娠した。しかし、妊娠は順調ではなかった。生理になるはずもないのに、下腹部痛があり、子宮からの出血がある。しかも止まる兆候がない。

我慢の限界に達し、リンダは予約なしで地元のクリニックに駆け込んだ。医師に無理な要求をして、予約が入っている患者を押しのけて診てもらった。医師は仕方なく対応したが、十分な診察もせずに、「流産の恐れがある」と一言告げただけだった。

“Go home.”

医師は何の治療も施さずにそう言い捨てた。

「便器が血であふれるほど出血し、背中にも激痛が走り、のたうち回りました」

三〇年近くも前の話だが、リンダには当時の苦痛が脳裏に焼きついているようだ。あんな思いは二度とごめんだといった口調である。

今度は、六〇キロほど西にあるスプリングフィールドという町のクリニックに駆け込んだが、即近隣の病院に入院させられ、子宮内膜搔爬《そうは》術を施された。リンダのお腹に宿った新しい命は無残にも消え去った。

「胞状奇胎妊娠」。翌朝、医師から診断名をこう告げられた。

胞状奇胎とは、妊娠にともなっておこる病気で、胎盤の絨毛《じゅうもう》組織が異常に増殖したものをいう。

「アメリカでは二〇〇〇回の妊娠に一回の割合で発生するといわれています。当時は、胞状奇胎妊娠の九五%は子宮内膜搔爬術で治療できると医師に言われました」

この病気にかかりやすいのは、一七歳未満か三〇代後半以降に妊娠した女性だというが、八割は良性のもので自然消滅するという。だが悪性の場合、放っておくと周辺組織に浸潤して、がんとなって体内に広がる可能性もあるといわれている。リンパ管や血流を通じて、急速に転移することもあるので、予断を許さない。とりあえず、他の臓器に転移していないことを検査確認してから、化学療法を施すことになった。

「この段階では医師の言うことにかなり懐疑的になっていました。私はもう半分死んだのも同然で、肉体的にも精神的にも疲れ切って、妊娠のことが考えられなくなったわ」

妊娠はあきらめようと思ったものの、リンダの心の片隅には、偶然でもいいから子どもができないものか、という期待がうっすらあった。

「養子縁組でもいいじゃないか」

妻が苦しむのを見るに見かねて、グレンはこう提案した。電話帳の養子縁組斡旋《あっせん》業のページを開けると、近場ではスプリングフィールドに一軒見つかった。

ところが、その養子縁組斡旋業者は、とりわけ宗教について厳格そのものだった。

「夫がプロテスタントで、妻がカトリックであるというのは、ノーマルではありません。あなた方は異端者カップルです。そんな夫婦に養子縁組はできません」

単刀直入にそう言われたうえに、こんな心ない言葉を付け加えられた。

「あなたのような異端者は、いい母親になれるはずがない」

互いに信仰している宗教が違う夫婦のことを“religiously confused”（宗教上混乱している）と呼ぶ人たちがいるが、彼らの論法によれば、子どもの教育上悪影響を及ぼすということらしい。マーケル夫妻は、どの斡旋業者に行っても同じ仕打ちを受けると思ったので、養子縁組はあきらめることにした。

とりあえず、子どものことはさしおいて、リンダは自分の体のどこに問題があるのか、医学的に解明しようとそれからの四年間を費やした。しかし、その努力は徒労に終わった。不妊の原因がまったくわからなかったのだ。

代理出産の斡旋業者

グレンが、初めて代理出産という〝手段〟について知ったのは一九八三年のことだ。朗々とした声で、ゆっくり話し始めたグレンは、ときどき懐かしそうに目を細める。

「ある日、一人でテレビのニュースを見ていると、ケンタッキー州で代理母から赤ちゃんが生まれたというニュースが流れたんです。これだと思って、放送された斡旋業者の名前をあわててメモしました」

まるで暗闇《くらやみ》のトンネルの中に一条の光が差し込んできたようだったという。

Surrogate Family Services

この斡旋業者は、一九八〇年に、弁護士のケイティ・ブローフィが不妊治療専門の医師と共同で設立したものだが、八三年一月の時点ですでに約四〇人の赤ちゃんを代理出産で誕生させていた。ブローフィは、「ワシントン・ポスト」の取材に対してこう答えている。

「現在、だいたい八つの州の医師と組んでやっております。一〇人あまりの代理母がいま妊娠を試みていて、あと九人の代理母がスタンバイの状態です」(一九八三年一月二五日)

グレンは代理出産で生まれてきた赤ちゃんのニュースが流れた翌日、その斡旋業者に電話をかけた。妻には内緒だ。

不妊の悩みを抱えたカップルにとって、メディアの影響は甚大であったらしく、電話がつながるまで丸一日かかった。当時はリダイヤル機能がなかったので、かけるたびに番号を回さなければならなかった。

人工授精型代理出産への逡巡《しゅんじゅん》

当時の方法はまだ、依頼者夫婦の夫の精液を注射器のような器具で代理母の子宮に直接注入する人工授精型の代理出産であった。依頼者の夫の精子と代理母の卵子を人工授精させるので、代理出産で生まれた子どもについては、代理母が遺伝上の母親となる（のちに登場する体外受精型の代理出産では、依頼者夫婦の妻の卵子を使用することがほとんどであり、その場合遺伝上も完全に親子関係が確保される）。

人工授精はもともと、男性の乏精子症や勃起《ぼっき》不全、あるいは女性の卵管通過障害などによる不妊を解決するために行われてきた生殖補助医療である。最初の成功は一七八五年のスコットランドでのケースにまでさかのぼる。現在は、濃度勾配で質のいい精子を分離するパーコール法や、元気のいい精子が精液の上の方に泳いでくる性質を利用して回収するスイム・アップ法が使われ、かつてのように取り出した精液をそのまま注入することはない。

この生殖補助医療が、妻が妊娠不能のときの代理出産の方法として注目されるようになったのである。しかし、この方法に当事者たちはかなり抵抗感があったようだ。人工授精型の代理出産についてグレンは当時の逡巡をこう振り返る。

「私としては性行為がなくても、妻以外の女性を自分の精子で妊娠させることにはかなり抵抗がありましたね。だから電話をしてみたものの、自分から妻に代理出産について提案する勇気なんてありませんでした」

結果的には浮気して子どもをつくるのと同じだときみだって思うだろう、と言いたげな口調で、グレンは私に同意を促すように目配せした。

そのころ、グレンは家の近くの牧場主から冗談交じりで、代理出産のことを聞かされていたという。

「牛の場合は、surrogate mother（代理母）を使うのは日常茶飯事《さはんじ》だよ。妊娠しやすい雌牛に、生きのいい雄牛の精子を入れて、妊娠させるだけだ。あんたのところも奥さんがそんなに妊娠しにくければ、そういう女性を探せばいいんだよ」と言いながら牧場主は屈託なく哄笑《こうしょう》したという。

グレンは苦笑いしながら、「妻は牛よりも少し複雑にできていると思うよ」と答えた。

心の中では「妻と牛を一緒にしないでほしい」と思ったが、婉曲的《えんきょくてき》にそう言ったのだ。

それから一年間二人とも何も行動を起こさなかった。

「私は、自分が子どもを産めない体であることにずっと罪悪感を感じていました。子どもが欲しいと願う夫にどれほど悪いと思ったか……毎日気に病んでいました」

リンダはこう回顧する。

そしてある日、リンダのほうから、代理出産の話を切り出したのだ。

「私はもう悩むのはたくさんと思いました。不妊の原因を突き止めることもあきらめ、どうしたら妊娠できるか、と考えるのもいやになりました。だから、時折ニュースになっていた代理出産の話を自分から切り出したのです」

代理母を「選ぶ」

最寄りの代理母斡旋業者は、養子縁組斡旋業者と同じスプリングフィールドに事務所を構えていた。

忘れもしない、一九八四年一二月、夫婦そろってその斡旋業者を訪れた。経営者の夫婦はどちらも医師ではなかったが、同じ病院に勤めていて、妻のほうは精神科のソーシャル・ワーカーだった。

オフィスで見せられたカタログには、何人かの代理母候補のプロフィールと写真があった。人工授精では代理母と遺伝的つながりをもつことになるから、どの部分が遺伝するかわからないにしても、代理母の写真と情報はきわめて重要だ。

グレンはそのプロフィールを見て、目を見張った。

「本人の身体上の特徴ばかりでなく、両親、兄弟のことまで記されているではないか。自分の妻についてもここまで知らないぞ」

親戚がどういう病気にかかったことがあるとか、死亡の場合は死因は何かまで出ている。あまりにも詳しく書かれているので、心の中で笑ってしまったほどだ。

代理母を希望する理由も詳細に記されていた。報酬だけが目的であれば、即一蹴《いっしゅう》される。よくある理由は、中絶の経験がありそのときの喪失感を埋めたいというものや、あるいは姉妹や親戚といった身内に不妊の人がいて、そのような女性に共感できるというものだ。

マーケル夫妻がもっとも心配したのは、代理母が出産したときに赤ちゃんを欲しくなり、手放さない可能性があることだった。妊娠していないときは割り切っていても、いざ妊娠すると母親としての愛情が湧《わ》いてくるのが本能だ。

「そういう本能を抑えて赤ちゃんを手放せる、そのプレッシャーに耐えられる精神的に強い女性を選ぶことがもっとも重要なことでしたね」

グレンは当時のことを思い出しながらそう語るが、妊娠前にそれをどこでどう見きわめるのか、非常に難しい判断であったに違いない。

「万が一、代理母が赤ちゃんを手放さないような場合には、自分が裁判所に行って、父親であることを認知し、訪問権（子どもと会う権利）を獲得し、経済的援助をすると固く心に決めていました。アメリカでは半分以上のカップルが離婚します。だから、もし代理母が子どもを手放さないときは、離婚のときの訪問権問題と同じように考えればいいとも思っていました。無理強いすることはできませんから」

代理母はロボットのようにプログラムされているわけではない。生身の人間である。だから、実際そのときになってみないとわからない。万全を期して代理母を選んだつもりでも、夫妻の不安が払拭されたわけではなかった。

斡旋業者は、夫婦に向かって、"You'll have a baby." と言って微笑を浮かべたという。何を根拠にそう言い切れるのか、その微笑は間違いなく赤ちゃんができるという、確信に満ちあふれたものだった。

当時もいまもマサチューセッツ州では代理出産を禁ずる明確な法律はない。斡旋業者から渡された契約書はそれほど長いものではなかったが、代理母が無事赤ちゃんを産み、依頼者夫婦に手渡したら、一万ドルの報酬を受け取ると記されていた。

グレンはそういう契約書が代理出産において有効であるかどうかも判断がつかなかったので、自分の弁護士に見てもらった。弁護士もそれまでその手の契約書を扱ったことがなく、法的には未踏の地であった。

"You're doing just on a wing and a prayer."

弁護士にしても「運にすがるしかない」という心もとない返事だ。

結局マーケル夫妻は、代理母のカタログの中からホーリー・ディレーニーという二七歳の女性を選んだ。彼女は、マーケルの家から車で二時間半西に行った、ニューヨーク州の州都オールバニーの郊外に住んでいた。

シングル・マザーの代理母

代理母ホーリーはわざわざ私の取材に応じるために、オールバニーから車を運転してマーケル家まで来てくれていた。マーケル夫妻との会話も和やかで、そこに親密な関係が築かれていることがわかる。いまでもマーケル家とホーリーが交流があるということは、代理母問題を考えるとき、とても重要な意味をもつ。

ホーリーは、身長一七〇センチ足らず、少しブラウンがかった肌色で髪の毛は黒色。少しこもった声で話す英語は、リンダのそれと比べると語彙《ごい》も文法のレベルも違っているように思えた。代理出産を依頼する夫婦の典型は、裕福で学歴が高いことであるが、逆に代理母を引き受ける女性は経済的に余裕がなく、学歴も低いといわれる。名門女子大学卒業のリンダと高校卒業のホーリーもその図式に当てはまっているようだ。

簡単な自己紹介をすませるとホーリーは、自分の生い立ちを振り返ってくれた。その話によれば、彼女の人生は若いころから波瀾《はらん》に富んでいたようだ。代理母になろうと決意したとき、彼女にはティフニーという四歳の娘がいた。父親は、既婚男性。ホーリーはシングル・マザーになる道を選んでいたのだ。

そして当時は、別の男性とつき合って三ヵ月になろうとしていた。仕事は中古のピアノの修繕・販売だった。そんなある日、地元の新聞に出た小さな広告が目に留まった。

「代理母を使って子を授かりたい夫婦求む」

これはホーリーにとって惹句《じゃっく》だった。そこには、スプリングフィールドの斡旋業者の電話番号が書いてあった。ホーリーは家に帰ってすぐに斡旋業者に電話を入れ、代理母になりたいという希望を告げた。すると面接に来るように言われ、業者のオフィスまで車を飛ばした。

面接で聞かれたのは奇妙な質問ばかりだった。

「あなたはいままでねずみに追いかけられる夢を見たことがありますか」

ホーリーは、あきれた表情を浮かべる。一種の心理テストには違いないが、なぜこんな質問が代理母になることと関係あるのか、ホーリーはまったく理解できなかった。

その面接中に一万ドルの報酬が代理母に支払われる話が出た。一人で子どもを育てている彼女にとってそれは魅力的な金額だったが、お金よりも、「人助けをしたい」という気持ちのほうが強いと自身に言い聞かせていた。

人助けをしたい、という気持ちの背景には姉の不妊症があった。ホーリーの姉の一人が結婚したもののなかなか赤ちゃんができずに、医師に不妊症であると宣告されていたのだ。

しかし、皮肉なことに、姉は代理出産に猛反対だった。「他人のために子宮を貸すなんて、あなたは正気なの？」と、激しい剣幕で怒鳴られた。最終的には両親はホーリーの決断に折れたが、このことがきっかけで姉とは二度と口を利くことはなかった。

「自分は単なる貸し腹か」

じつはホーリーが代理母を引き受けたのは、マーケル夫妻が初めてではない。最初に斡旋業者から紹介された夫婦はワシントンＤＣに住んでいた。大学教授をしていた妻のほうから妊娠を早めるためにしつこく排卵誘発剤を服用するようにせっつかれ、その副作用でホーリーは気分が悪くなり、何回も寝込んだ。

「排卵誘発剤は副作用があまりにもきついので、もう使わない」と宣言したが、その瞬間、代理出産契約は打ち切られた。

「打ち切られてほっとしました。依頼者の女性は本当は不妊ではなく、ただ自分のキャリアを優先して、妊娠で時間を無駄にしたくなかったから、代理母を使おうとしたことがあとでわかりました。あのときほど、自分が単なる貸し腹にすぎないと思ったことはありません。深く傷つきました」

ホーリーの口調は暗く沈む。そんな経験をしたのちにふたたびマーケル夫妻の代理出産を引き受けたのには、経済的な理由もあるだろうが、「人助けをしたい」という気持ちを裏切られたことから、彼女自身が納得のいく結果を得たいという意地もあったのではないだろうか。

気まずい人工授精のプロセス

マーケル夫妻にとって、代理出産は残された唯一の頼みの綱であった。子宮の病気と不妊治療に苦しんだリンダ、その苦痛を傍らで見てきたグレン。その長くつらかった年月に終止符が打てるかもしれない。夢にまで見た自分たちの子どもが授かるかもしれない。すでに心は決めた。いまは、夫婦が心を一つにして、代理母に最後の望みをかけるしかなかった。マーケル夫妻、代理母ホーリーにとって、試練の時間が始まった。

最初の気まずい瞬間は、斡旋業者のオフィスでのことだ。

一九八五年六月、排卵日にホーリーが二階で待機しているとき、一階でグレンは、「いますぐにあなたの新鮮な精子が必要です」と言われた。グレンは一瞬動揺したが、この大事なときを逸するわけにはいかないと、トイレに駆け込み、あわててマスターベーションをして新鮮な精液を採取して医師に手渡した。

「あのときほど、きまり悪い思いをしたことはありません。二階で、高価な代理母が待っていると思うと焦燥感《しょうそうかん》にかられました。この恥ずかしい体験は私にとってかなりのストレスになりました」

こう語っているときもグレンは恥ずかしそうだ。

二階で待っているホーリーの子宮に、グレンの精子が注入されると、ホーリーの足は高々と上にあげられ、できるだけ精液が子宮から逃げないように半分逆立ち状態にさせられた。そして支えを腰の下に入れ、高く足を吊《つ》り上げたそのままの恰好《かっこう》で一時間も我慢しなければならなかった。

一階で精子を渡したグレンはそのまま帰宅した。ホーリーは依頼者のマーケル夫妻と一度も顔を合わせることなく、人工授精の処置を受けたのだった。

「ニューヨーク州初」の代理出産

翌日からマーケル夫妻は、ホーリーに会うことはおろか、直接コミュニケーションを取ることも禁じられた。手紙を出そうと思っても、斡旋業者の検閲が入ったのだ。ホーリー側も同じだった。斡旋業者に理由を聞いても教えてもらえなかったが、直接のコミュニケーションを許すと、斡旋業者側が、依頼者夫婦と代理母の間に何が起きているかが把握できなくなる。それを危惧していたらしい。

ホーリーも当時の怒りと苛立《いらだ》ちを忘れることはできないと、語気を強くする。

「相手と直接コミュニケーションをとらせてくれなかったことにはいまでも腹が立ちます。もっとオープンにすべきです。依頼者夫婦がどういう気持ちでいるのか、それから相手だって私がどういう状態でいるのか、それぞれ知りたいのは当然だと思います」

人工授精から一ヵ月後、妊娠が確認された。お腹のふくらみが目立つころになると、ホーリーは近所の人に自分が妊娠していることをできるだけ隠そうとしたが、その奇矯《ききょう》な振る舞いは近隣のうわさの的になった。

近所の人に聞かれると、最初は正直に他の女性のためにお腹を貸していると説明をしていたが、そんな話を誰も理解できず、白い目で見られるだけだった。

ほどなく、説明を変えて嘘《うそ》をつくことにした。

「本当は、ボーイフレンドとの間にできた赤ちゃんですが、彼に捨てられたんです」

こう説明すると、急に同情が集まるようになった。しかし、それでも赤ちゃんを産んだあと連れて帰ることはないので、そのときは養子縁組に出したと言うしかない、と先々の嘘まで考えなければならなかった。

「私は三世帯用のアパートに住んでいましたから、お隣とは非常に親しい。だから、聞かれるたびに、説明がころころ変わるのは、おかしい、変だと思われているだろうなと思っていました。お腹を貸しているということが誰にも理解されず、とてもつらかったです」

同じころ、マーケル夫妻がスーパーマーケットに行ったとき、近所の女性に「来月私の赤ちゃんが生まれるのよ」と、リンダが嬉しそうに話しかけた。平たいお腹を見て首をかしげる女性に、リンダはこう付け加えた。

「夫が他の女性を妊娠させたのよ。その赤ちゃんをもらうことになっているの」

そう説明された女性はますます目を丸くした。夫のグレンが、代理出産について解説しようとしたが、一九八六年といえばまだ「代理母」や「代理出産」という言葉自体、世間には普及していなかったので、理解してもらうことはほとんど不可能に近かった。

理解が得にくいのは医療サイドにしても同じことで、ホーリーが住むオールバニーで代理出産を受け入れてくれる病院はなかなか見つからなかった。やっと受け入れてくれた病院は、これがニューヨーク州で初めての代理出産だとホーリーに告げた。しかも、代理出産という事情は、チーフ・ドクター以外の担当者には秘密だった。病院側は初の代理出産に看護スタッフが混乱することを懸念したのだろう。

また、ホーリーは妊娠に備えて医療保険に加入したが、保険会社には、代理出産であることは告げなかった。そして、自費で生命保険にも入った。妊娠中に死亡するケースもあるからだ。

「お腹の子どもは私の子ではない」

周囲の視線とは別に妊娠中のホーリーを悩ませたものがあった。お腹の子どもに対して日々、愛情が湧いてくるのだ。愛着を抑制するために、「この子は私の子ではない」と毎日何回も自分に言い聞かせなくてはならないほどだった。

確かに契約の際には、出産後赤ちゃんを依頼者夫婦に引き渡すと誓約しているが、人工授精型の代理出産では、遺伝上も自分の子である。そのころのつらさをホーリーはこう振り返る。

「いくらお金がもらえるといっても、代理母というのは生半可な気持ちでは絶対にできません。最初から相当の覚悟と不退転の決意が必要です。少しの気持ちの揺らぎですべてが崩壊します。それほどまでに気持ちが不安定になります」

ホーリーも悩みぬいた「お腹の子どもへの愛情」が、代理出産というシステムに内在するもっとも深刻で大きな問題の一つで、親権・養育権の争いに発展することがある。ちょうどホーリーが妊娠していたこの時期、お隣のニュージャージー州ではホワイトヘッドという女性が代理母として、のちにベイビーMと匿名で呼ばれる子どもをお腹に宿していた。このベイビーMをめぐる親権・養育権争いは世界中の耳目を集める熾烈《しれつ》な法廷闘争に発展した。この事件の詳しい顚末《てんまつ》に関してはあらためてページを割《さ》きたい。

そして予定日の一ヵ月前になると、ホーリーはまた別の意味で神経質になってきた。

「杞憂《きゆう》にすぎないと思いつつも、障害のある子どもが生まれてきたらどうしよう、という不安にかられて、不眠症になりました」

自分が育てる子どものときはこういう経験をしたことがないのに、他人に引き渡す子どもの場合は、悪夢に襲われる。大切な生命と「もの」とは違うのに、まるで欠陥商品をつくったらいけない、という強迫観念にとりつかれているようだったという。

斡旋業者のほうは、親権争いを恐れてか、ホーリーとマーケル夫妻を最後まで会わせる考えはまったくなく、赤ちゃんだけを手渡そうとしていた。しかし、ホーリーは、どんなカップルが自分の子どもを育てるのか、この目で直接確かめないことには、引き渡すことは考えられなかった。これから産む子は自分の子どもでもあるのだ。

「依頼した夫婦に会わせてくれなければ、赤ちゃんは渡しません」

ホーリーは決然と斡旋業者に言い、マーケル夫妻は出産時に病院に足を運ぶことになった。夫の子を身ごもったホーリーに一〇ヵ月も会わせてもらえず、斡旋業者からの報告だけを聞かされてきた夫妻にとって、ホーリーのこの申し出は願ってもないことだったろう。

代理母の家族への影響

一九八六年四月九日。突然斡旋業者からマーケル夫妻に「もうすぐ生まれるので、すぐに病院に行くように」という連絡が入る。

マーケル夫妻は、車を二時間半飛ばして、病院に駆けつけたが、そこで待ち受けていたのは、ホーリーの弁護士だった。

ホーリーは何が起こるかわからないので万一に備えて、弁護士を立てていた。生まれてくる赤ちゃんを引き渡す覚悟はできていたが、赤ちゃんに障害があった場合など、依頼者側が引き取りを拒否することも起こりうる。それに備えて弁護士を用意していたのだ。親権争いとならんで、依頼者夫婦が養育拒否をするという可能性も代理出産の問題の一つだ。ホーリーの心配は杞憂ではなく、実際にいくつもそんなケースが起きている。

マーケル夫妻にとって、弁護士が現れたことはショックだった。

「いまでもはっきり覚えていますが、最初に弁護士の顔を見たときは、本当にびっくりしました。なぜ、どうしてこんな人がいるの？　ひょっとすると彼女は赤ちゃんを渡さないつもりなのかと、ひどく不安な気持ちになりました」

リンダはそのときの不安な表情をそのまま繰り返す。自分たちがまったく信用されていなかったことも、心外だったらしい。

最初は強面《こわもて》であった弁護士も、少し経つと愛想のいい笑いを浮かべたので、マーケル夫妻の不安は軽減されたが、ホーリーと赤ちゃんが待つ病室に入ると、別の混乱が生じていた。代理出産であることを知らされていない看護師たちが、養子縁組と勘違いしていたのである。男性の見舞い客なら、夫かボーイフレンドだと思うだろうが、夫婦で会いにいけば、養子縁組と勘違いされてもおかしくない。

その病室には、ホーリーの娘であるティフニーもいた。ティフニーは五歳になったばかりで、何が起こっているのか理解できず、マーケル夫妻が生まれたばかりの赤ちゃんを受け取ると、急に怒って夫妻を蹴《け》り始めた。

「私の弟を取らないで。私と一緒に家に帰るんだから」

そう泣き叫びながら、さらに激しく蹴り続けた。代理母にすでに子どもがいる場合、その子どもへの説明は難しい。特に小さい場合は兄弟の仲を引き裂かれると思ってしまう。

ホーリーの場合は、代理母になることに猛反対した実の姉とも絶縁状態になり、母親とも亀裂が入り、ボーイフレンドとも毎日激しい舌戦を戦わした。おまけに自分の子どもまで精神的に混乱させてしまった。この代償は計り知れない、とホーリーは振り返る。

「娘には、この赤ちゃんは父親のところに行くと説明していましたが、代理出産の説明をしても理解できないと思っていたので、それ以上のことは言いませんでした。娘にはひどいことをしたと思います」

こうして「ニューヨーク州初」と告げられた代理出産ベイビーは、さまざまな出来事が輻輳《ふくそう》して、混乱をきわめた舞台で生まれてきたのである。

赤ちゃんを手放すつらさ

赤ん坊はブラッドと名づけられた。出生証明書の母親の欄には、産みの親であり、遺伝上の母でもある、ホーリー・ディレーニーと記入された。マーケル夫妻が結婚して、七年の歳月が経っていた。

しかし、妻のリンダは、目的は達成したものの、同じ女性としてホーリーが経験した精神的負担を想像すると、素直に喜べる気持ちになれなかったと述懐する。

「ブラッドは、私たちの希望と夢の結晶ですが、ホーリーから私たちに手渡された瞬間、嬉しいのか悲しいのか、自分でもよくわかりませんでした」

それはあまりにも奇異な経験だった。

「これほど複雑な気持ちになるとは思ってもみませんでした。手放しで赤ちゃんを歓迎できる気持ちからはほど遠かったです」

ブラッドは、生まれて半年後に養子縁組の手続きによって、正式にマーケル家の子どもになった。

それ以降、斡旋業者は、マーケル夫妻に一切ホーリーに連絡しないようにと、強く言った。手渡したあとになって、やはり赤ちゃんを返してほしいと訴訟でも起こされたら、いままでの努力が水泡に帰するからだ。

ブラッドが生まれるまでにかかった費用は二万七〇〇〇ドル。そのうち一万ドルが報酬としてホーリーの口座に入った。グレンは自分の勤め先の銀行からも借金をしたが、一万五〇〇〇ドルは、利息を払わなくてもいいように親から借金をしたという。

マーケル家は代理出産という手段を使って、ブラッドという子どもを授かり、一見目的を達成したかのようにみえるが、代理母のホーリーの苦痛を考えれば、後味の悪さも多分に残った。

代理母のホーリーは、日増しに湧いてくる「我が子」への愛情を必死に振り払わなければならなかった。「この子は自分の子ではない」と呪文《じゅもん》のように自分に言い聞かせなければならなかった。そのうえ、代理出産を引き受けたことが原因で家族との絆《きずな》も傷つき、恋人との関係も険悪になった。ホーリーが払った代償もあまりにも大きかった。

ホーリーが経験した出来事は、彼女だけの特別な問題であろうか。このケースから浮かび上がってくる問題はマーケル家やホーリーだけの問題ではないだろう。

もし、ホーリーが妊娠中に気が緩み、お腹の赤ちゃんへの愛情に負けたらどうなっていただろう。親権をめぐって訴訟になっていたかもしれない。斡旋業者はそれをもっとも危惧していたようで、ホーリーとマーケル夫妻の面会を許さなかった。

実際、お隣のニュージャージー州では、ブラッドより二週間早く生まれた女の子、ベイビーMをめぐって、凄絶な親権争いの火蓋《ひぶた》が切られようとしていた。

■ベイビーM事件――「この子は、誰の子なのか」問題

熾烈な親権・養育権争い

一九八六年に起きたベイビーM事件とは、人工授精で出産した代理母が、赤ちゃんを契約どおり依頼者夫婦に引き渡さなかったばかりか、その子を連れて三ヵ月にわたり逃走劇を展開したという事件である。逃走先のフロリダで「発見」された後、翌年からは法廷に舞台を移して、熾烈な親権・養育権争いが繰り広げられた。

これは全世界の耳目を集めた、あまりにも有名な事件であり、これに触れずして代理出産を語ることはできない。現代ではあまり行われていない人工授精型代理出産とはいえ、

この事件が他の州やアメリカ以外の国の法整備に与えた影響は計り知れないからである。

ベイビーMの代理母としてマスコミにその名を賑《にぎ》わせたのは、メアリー・ベス・ホワイトヘッドだ。彼女は二八歳のとき、ニュージャージー州の新聞に出ていた代理母募集の広告を見つけ、すぐに応募した。彼女が代理母を志望した理由は、典型的な代理母のそれと同じである。一つは不妊カップルのために役に立ちたいという利他的な理由、もう一つは一万ドルの報酬。彼女の場合、その報酬を自分の子どもの大学の教育費に充てたいと考えていた。ホワイトヘッドは労働者階級で、すでに子どもが二人いた。

一方、依頼者のウィリアム・スターン夫妻は二人とも博士号をもつ高学歴で、夫は生化学者、妻のエリザベスは小児科医だった。妻は不妊ではなく、子宮も健康であったが、多発性硬化症で、妊娠すると母体に危険を及ぼす可能性があるという理由から、代理出産を依頼することにしたのだ。

理不尽な代理出産契約

斡旋業者のオフィスで交わされた契約書には、赤ちゃんが生まれると同時に、養育権をウィリアム・スターンに渡すことだけでなく、中絶に関する決定権を代理母が放棄することも含まれていた。この契約条項は、憲法に抵触するとも考えられる。妊婦当人の身体に関する自己決定権を奪うことになるからである。

代理母ホワイトヘッドは、すべての赤ちゃんは平等であるとし、妊娠中羊水検査を受けることを快く思わなかったが、契約書には「スターン夫妻は、羊水検査で、先天性異常や遺伝性異常が見つかった場合の中絶の権利を有する」という条項も含まれていた。

そして、スターンが中絶を要請し、ホワイトヘッドが拒否した場合は、その時点でスターンの親としての義務は消えるとしたのである。換言すれば、スターン夫妻にとって、生まれてくる赤ちゃんは完璧《かんぺき》でなければならなかった。

さらに、妊娠四ヵ月を過ぎて流産した場合は、スターンは代理母に一〇〇〇ドル払う、それより前に流産が起きた場合は一銭も払わないという条項も入っていた。

他にも、赤ちゃんが生まれる前に、ウィリアム・スターンが万が一亡くなった場合、赤ちゃんの親権はエリザベス・スターンのものになる、とも記されていた。

この理不尽な契約書をつくったのが、当時代理母ビジネスで荒稼ぎをしていた悪名高き斡旋業者のノエル・キーンである。キーンには、一九九一年に私自身が取材をしているので、彼がいかに子どもを欲しがるセレブ夫婦や代理母たちを食い物にしていたか、あとでページを割いて述べたいと思う。

親と子の絆

一九八六年三月二七日、ホワイトヘッドは健康な女の子を産んだ。彼女は、自伝"A Mother's Story: The Truth about the Baby M Case"(『ある母の物語—ベイビーM事件の真実』未訳)の中で、「産んだ瞬間に心変わりした」と書いている。

マーケル家の代理母ホーリーもそうであったように、妊娠期間中に代理母と胎児の絆は日々、育まれていく。特に人工授精型代理出産では、母子は遺伝上も「親子」だから、赤ちゃんを手放したくない気持ちになるのは当然だろう。

出産の三日後ホワイトヘッドはスターン夫妻に赤ちゃんを手渡したものの、翌日、スターン家を訪ね、その子がいないと生きていけないと嘆願。スターン夫妻は、ホワイトヘッドが自殺をしかねない様子だったので、子どもを彼女の手にいったん戻した。

そしてホワイトヘッドは、一万ドルの報酬を受け取らなかった。代理出産の契約を破棄しようとしたのだ。

彼女は、出生証明書の父親の欄にウィリアム・スターンの名前ではなく、自分の夫の名前を記入。女の子をサラ・エリザベス・ホワイトヘッドと名づけ、家に連れて帰った。一方、スターン夫妻はこの子をメリサと名づけており、ベイビーMの〝M〟はここから取られた。

子どもを連れての逃走劇

スターン夫妻は、斡旋業者のノエル・キーンに連絡し、契約不履行でホワイトヘッドを提訴することに決めた。それを知ったホワイトヘッドは、赤ちゃんを連れてフロリダまで逃げた。それはまるで映画のような逃亡劇だった。最後はスターン夫妻の雇った探偵に見つかり、赤ちゃんは、一時的にスターン夫妻のところに預けられた。

そしてついに、一九八七年一月五日、全世界が見守る中で、ニュージャージー州ハッケンサックにある高等裁判所で、裁判が始まった。

ホワイトヘッドの母親としての適性に関する鑑定はとりわけ厳しかった。

たとえば法廷で読まれたソーシャル・ワーカーのジュディス・ブラウン・グリーフのホワイトヘッドについての鑑定はこうだ。

「ホワイトヘッドは、生物学上の母親だからこそ、誰よりも自分の子どもを理解できるという近視眼的ものの見方しかできていない。そんな人間は養育者としてふさわしくない」

他のメンタルヘルスのエキスパートたちも似たような厳しい鑑定を下した。

一九八七年三月三一日、高裁判事は、こう判決を下した。

「被告メアリー・ベス・ホワイトヘッドの養育権は終結される。スターン氏が正式にメリサ・スターンの父親になる」

「代理出産契約は有効」であると判断したのだ。

もちろん代理母ホワイトヘッドはニュージャージー州最高裁に控訴。

そして一九八八年二月二日、一審の判決は覆ったのである。最高裁判決は代理出産契約について、「法的に無効」であるとした。商業代理出産は、赤ちゃんの売買に相当するというのだ。

裁判長は、判決文を読み上げるときにこう言ってのけた。

“There are, in a civilized society, some things that money cannot buy.”

「文明社会では、金銭で買えないものもある」と断言したのである。

かくして、ニュージャージー州では商業代理出産は禁止された。

ちなみに、赤ちゃんの売買は全米どの州でも違法である。ホワイトヘッドの弁護士だったロバート・アレンスタインは、私の取材に対し、こう解説してくれた。

「この判決は商業代理出産は公序に反する、と断じたものだ。(代理母や斡旋業者への)報酬は、赤ちゃんの売買に相当するので、公序に反する、としたのだ」

さらに彼は、商業代理出産が養子縁組法に違反していることも大事なポイントだと主張する。

「養子縁組法では、赤ちゃんが生まれてから母親が翻意してもいいように一定の猶予期間が与えられる。代理出産の場合は、妊娠する前から子どもが生まれたら引き渡すことを強制するので、養子縁組法に照らし合わせると、この契約は違法ということになる」

代理母に冷たい養育権問題

しかし、この判決は代理母、ホワイトヘッドにとって、結果的には苦いものとなった。養育権を勝ち取れなかったのだ。

代理出産契約が無効だと判断されたことで、産みの親、ホワイトヘッドが母親であり、親権をもつことは確定した。しかし、その一方で遺伝上の父親がスターンであることに変わりはない。ホワイトヘッドが母、スターンが父として、二人がそろって赤ちゃんを養育することはできない以上、裁判所はそのどちらに養育権を与えるかを決定しなければならない。そして、離婚訴訟に準じて、代理母に冷酷な判断を下した。「子どもにとっての最善の利益」という基準を持ち出し、経済的により豊かなスターンに養育権を与えたのである。ホワイトヘッドには訪問権のみが許された。

経済力にのみ焦点を当てて判断されれば、裕福であることの多い依頼者カップルに代理母が勝てる見込みはない。遺伝上も母であり、産みの母親でもある人工授精型の代理母にとっては、酷な判断基準だといわざるをえないだろう。赤ちゃんの養育権をスターン夫妻に取られたホワイトヘッドにとっては、負けたのと同じ判決だった。

ベイビーMは一八歳になるまで、ウィリアム・スターンが父親として養育権をもち、出生証明書の記載上の母親はホワイトヘッドのままだった。一八歳になったときに、養子縁組の手続きを経てエリザベス・スターンが正式に母親になったが、スターン家に育てられてきた以上、エリザベスが事実上の母親であったことはいうまでもない。

もし、これが劈頭《へきとう》から従来の養子縁組であれば、ホワイトヘッドは出産後、翻意することを許されるので、自分でずっと育てることができたかもしれない。そう考えると、表向きに「代理出産」であるか、「養子縁組」であるかで、子どもの運命にここまで影響するのは、何か腑《ふ》に落ちない。おまけに代理母にとって残酷きわまりない結果になったことは、いったい何を意味するのだろうか。代理母が依頼者よりも社会的あるいは人間的に価値が低いとみられていることを暗に示しているのであろうか。

ベイビーM事件が残したもの

代理母の卵子を使った人工授精型代理出産が引き起こした、ベイビーM事件は多くの教訓を残した。フィリス・チェスラー（ニューヨーク市立大学心理学教授）はその著書“The Legacy of Baby M”でこう疑問を投げかける（『代理母―ベビーM事件の教訓』佐藤雅彦訳）。

「一体、『本当の母親』って、誰のことを言うんだろう？　おなかを痛めて子を産んだ〝産みの母〟のことか？　それとも、その子の父親に連れ添っている〝妻〟のことか？　或いは、実際に子供の面倒を見る〝育ての母〟のことか？　それとも、恵まれた経済力で子の発育を支えて行ける金持ち女が『本当の母親』なのか？」

いったい本当の親は誰なのか。ベイビーM事件が示唆した問題は決して過去のものではない。代理出産が行われ始めた初期の段階でぶつかったこの問いかけは、二一世紀を迎えたいまも問われ続けている命題である。チェスラーの言うように、代理出産という手段をとれば必ず親子関係の確定で混乱が生じる。卵子や精子の提供者が第三者である場合、この混乱はさらに顕著になる。ベイビーMは、現代日本にとっても重要な問いを投げかけているのである。

チェスラーはこうも述べている。

「ベビーM事件は、何よりも先《ま》ず、女と男の生殖の権利を巡る闘いだった。それは、生物学の科学論争であり、人間関係の絆や親の権利と義務、代理出産、契約の適法性、年季奉公契約や奴隷制度を巡る論争でもあった。（中略）

ベビーM事件を通して、我々は知らないうちに『母性』や『家庭』の将来のあり方を選択させられていたからだ」

奴隷制度までも彷彿《ほうふつ》とさせたベイビーM事件は、代理母が翻意したときの親権や養育権の決定がいかに至難の業《わざ》であるかを物語っている。経済面やステイタスだけで判断して依頼者カップルに有利な判断を下すのは、代理母を端《はな》から下にみているからだろう。

ベイビーM事件で浮き彫りになったのは、親の定義や代理母の差別問題だけではない。親権争いで大人たちが火花を散らしている間、肝心の子どもは宙ぶらりん状態だった。代理出産問題がこじれると、常に犠牲になるのは生まれてきた子どもであるという教訓も、ベイビーM事件は我々に突きつけた。実際、生まれてから裁判で決着のつくまでの二年間、ベイビーMは、不安定な状態におかれていたのだ。

代理母ホワイトヘッドに訪問権が与えられてからも、裁判所で争いあった二つの家族の不仲は子どもの心に、深遠な、目に見えない影響を与えたであろう。誰が法律上の母親になるか、誰が親権を得るか、大人同士のエゴがぶつかり合う、熾烈な争いの中で、二年間も振り回されたのだ。こうした幼児時代に受けた影響は永久に払拭されない痕跡を心に残すといわれている。

■引き取り拒否という問題

引き取りを拒まれた障害児

ベイビーM事件のように子どもの親権・養育権をめぐる争いが生じる一方で、信じられないような話だが、生まれた子どもの引き取りを拒否する依頼者の存在も無視できない。自分の子を妊娠して産んだ場合、たとえ障害があっても、親が責任をもって育てるが、代理出産の場合、産んだのは自分ではないという理由だけで、障害児が生まれたときに、その赤ちゃんを見捨てる可能性が出てくる。

ベイビーM裁判以前にも実はそういう事件があった。一九八二年、ミシガン州ランシングで、代理母から生まれてきた赤ちゃんのケースだ。子どもは矮小《わいしょう》脳症だった。この病気で生まれてくると、難聴になり、さらに神経筋障害を引き起こすが、依頼した夫婦のみならず、代理母までもが親権を拒否し、引き取る人が誰もいなかった。

これは当時もっとも人気があったテレビのトークショーである、「フィル・ドナヒュー・ショー」で取り上げられ、依頼者夫婦、特に精子の提供者である夫が痛烈に非難された。すると、すぐにその依頼者夫婦が、自分たちで育てることを申し出たのである。この事件には後日談がある。障害をもった赤ちゃんを引き取った依頼者夫婦が、確認のために子どもの血液検査をした結果、なんと夫の精子ではなく、代理母の夫の精子によってできた子どもであったことが判明したのだ。もちろん依頼者側は斡旋業者に契約違反を訴え、即刻子どもの引き取り拒否を表明した。誰からも引き取りを拒否され、障害を抱えて生まれてきたこの赤ちゃんのその後の人生を考えると、胸が痛む。

もしベイビーM事件と同様な内容の契約であれば、中絶選択権は依頼者にあったので、妊娠中の検査で異常が発見されていれば、依頼者は代理母に中絶するように指示したかもしれない。ここまでくると生まれてくる赤ちゃんは、まるで商品扱いだ。欠陥品、不良品はいりません、と言わんばかりである。

性別が気に入らないので養育拒否

単に生まれてきた子の性別が気に食わず、依頼者夫婦が引き取りを拒否した、という事件もあった。ニューヨーク州の代理出産規制法案審議の公聴会で登壇した代理母、パティ・ノワコウスキーの事例だ。一九八八年のことである。

彼女は男の子と女の子の双子を妊娠したが、出産の一週間前に、依頼者夫婦に、女の子しかいらないから、男の子のほうは養護施設に入れるか、養子にとってくれる人を見つけてほしいと要求されたのである。この身勝手な夫婦の斡旋業者もノエル・キーンで、彼は依頼者夫婦の要求を呑《の》むようにと、有無を言わせずパティに迫った。ノワコウスキー夫妻は心底困惑し、と同時に、姉と弟を永久に引き裂こうという行為に何の良心の呵責《かしゃく》も感じていない依頼者夫婦に対して強い憤りを感じた。

ノワコウスキーにはすでに三人の子どもがいたが、不条理な要求をした依頼者夫婦には、子どもを引き渡せないと主張、自分たちの手で双子を育てる決意をし、裁判で養育権を勝ち取った。その後、パティ・ノワコウスキーは代理出産契約に対してきっぱりと反対する立場を表明して、公聴会で、自身の体験をもとにこう証言している。

「双子が引き裂かれ、この男の子が求められていない世に送り出されると考えたときに、どうしようもない感情に圧倒されました。その感情をどうやって表現したらいいかわかりません。何の罪もない子どもが代理出産の契約で犠牲にされています。何よりも子どもの権利が、最優先されるべきです」(『ニューズ・デイ』一九八八年一二月九日)

パティ・ノワコウスキーの証言は、多くの人々の共感を呼んだ。

子どもが欲しい、という不妊カップルの希求にだけ目を向けると、生まれてくる子どものことを忘れがちになる。大人の都合で振り回され、ときにたらい回しにされたあげく、引き取り拒否という悲運を背負わされるのは子どもたちなのだ。

人工授精型が主流であった代理出産の黎明《れいめい》期は、きちんとした法的な保護もなく、生まれてくる子どもたちにとってはまさに受難の時代だったともいえる。

■「代理出産を認めるべきか、否か」でNYが二分

法整備の進まなかった一九八〇年代

常にアメリカの経済、文化を牽引《けんいん》してきたニューヨーク。その州の代理出産のあり方を考えるとき、一九八六年は一つのターニングポイントだったといえる。この年に「ニューヨーク州初」の代理出産ベイビー、マーケル家の長男ブラッドが誕生した。ちょうどそのころ、隣接するニュージャージー州でベイビーM事件が勃発《ぼっぱつ》。代理母と依頼者夫婦、本当の親はどちらなのか、その行方をめぐってまさに談論風発。親権争いの行方も人々の関心を集めたが、そもそも代理出産を認めるべきか、否かで世論は揺れに揺れていた。

また、同年七月には、ベイビーMのニューヨーク州版ともいうべきベイビー・ガールL・J裁判が起き、代理出産で生まれた女の子の親権が争われていた。判事は養子縁組法を適用して、親権を依頼者夫婦に認めたものの、金銭のやりとりがあった側面に対して、確固たる法律がないことに一抹の不安を覚え、早急に法律の制定をするよう勧告、上院司

法委員会に上程されたのだ。

他の州でも、ベイビーM裁判が嚆矢《こうし》となって、代理出産に関する法案が次々と出された。だが、法案可決までのスピードは意外に遅かった。それは代理出産という命の根源に関わる問題がいかに複雑で、物議を醸す性質のものであるかを示唆していた。

ここで、ニューヨーク州で繰り広げられた賛成派、反対派の打々発止の対決、そして倫理的に代理出産は許されないと、有償代理出産の禁止法案が制定されるまでのプロセスを、詳しく振り返ってみたい。この過程は、スーザン・マーケンズの"Surrogate Motherhood and the Politics of Reproduction"（『代理母制度と生殖の政治』未訳）に詳しい。それをつぶさに知ることは、いまだ確固たる法律が制定されていない現代日本の我々にとっても、おおいに参考になるはずだからである。

「代理出産契約は合法」と報告した上院司法委員会

アメリカではこうした複雑な問題に州が直面した際には、多くの場合特別委員会が設置され、専門家による審議がなされて、議会に報告書が提出される。ニューヨーク州の場合、最初にそうした報告書が提出されたのが一九八六年一二月三一日であった。

上院司法委員会委員長のジョン・ダン（共和党）の求めに応じて同委員会のスタッフが用意した最初の報告書には、代理出産を容認するべきという勧告が記されていた。

「いかなる代理出産の法律も、代理出産が不妊カップルに与える恩恵を認識しなければならない。そして、生まれてくる子どもの法的身分に関する、現在の不確実性を解消しなければならない」

不妊カップルが「新しい技術を使う権利」「子どもをもつ権利」を強調した論調である。さらに、親権争いや養育拒否などの問題で不安定になりがちな「子どもの福祉」も念頭においた内容である。ベイビーM事件が世間の話題となっていた時期だけに、「子どもの法的身分」という一文には、世論を意識した特別な配慮が感じられる。

この報告書では、代理出産契約に関しても、「合法で、強制力がある」と述べている。一見、代理母に不利なようだが、契約そのものが代理母の人権を守るものであるならば、依頼者や斡旋業者の無理な要求を阻止する効力もあると考えられる。

しかし、代理出産を容認するこの報告書への反発の声は、宗教界をはじめとして強かった。ダン上院議員は「代理出産で生まれた子どもは、誕生の時点から、依頼者夫婦が責任をもつことになる」という法案を提出したが、両院でこの法案は認められなかった。

「社会は代理出産を阻止すべき」と特別委員会

一方、上院司法委員会とは真っ向から異なる立場の見解をとる委員会が登場した。州知事マリオ・クオモ（当時）の勧告により設置された、「生命と法律に関する特別委員会」だ。この特別委員会は、安楽死、臓器移植などの、医療倫理に関わる問題について議論し、政策提言を行う重要な役割を担っていた。

クオモ知事は、ベイビーM事件の起きた翌年、その委員会に代理出産について検討するように指示を出した。委員会は医師、弁護士のみならず哲学者、患者権利擁護の活動家、さらに各宗教団体の代表から成り立っていた。バラエティに富んだメンバー構成だったにもかかわらず、翌年八八年に満場一致の結論を出している。

「社会は代理出産という慣行を阻止すべきだ。この方針を達成するためには、公序良俗に反するとして代理出産契約を無効とし、代理母への報酬を禁止する法律をつくるべきである。さらに、代理出産の仲介業者のニューヨーク州での営業も法律によって禁止するべきだ」

いかなる形の代理出産であれ、そもそも認めるべきではないという趣旨だ。報告書は特に有償代理出産を「赤ちゃん売買」だととらえ、「人間の生殖や赤ちゃんの誕生からお金儲《もう》けをすることに専念しているビジネスや産業の成長」に対して憂慮を示している。

「報酬と引き換えに、他人に対するサービスとして懐妊することは、社会の、妊娠というものに対する理解や尊重の仕方から極端に逸脱している」

「このように妊娠・出産に市場価値を与えて、それをすばらしい『権利』としてほめたたえるべきではなく、人間の生殖に伴う価値と意義を低下させるものとして拒否すべきであると、当委員会は結論づける。（中略）代理出産のような契約形式を、家族生活や親密な人間関係の基盤として受け入れるよりもむしろ、社会は個々人の命の商業化を阻止するべきである」

すでに存在する代理出産の当事者たちの利益のバランスをどう扱うかという点に注意を払った上院司法委員会に対し、特別委員会のほうは、そもそも代理出産そのものが根本的に倫理面で問題がある、という究極の反対論をつきつけたかたちであった。

クオモはこの結論を、喫緊の課題としてすぐに法案化することにした。法律上、予算以外の問題で、知事は法案を直接提出できないので、一九八八年ジョン・マーキー（共和党）上院議員とヘレン・ワインスタイン（民主党）が法案を提出した。

同年一二月にはこの法案を検討するための公聴会が開かれ、代理出産に賛成する立場、反対する立場、両方の当事者の意見が述べられた。

賛成派当事者たちの声

まず賛成派の主だった論旨を拾ってみよう。

依頼者側の一般的な声を代表して、代理出産の契約をしたばかりのアンナ・エディスという女性はこう証言した。

「私は結婚して九年間ずっと子どもが欲しかったのです。代理出産で、自分の子どもができれば、多くの人が自然分娩《ぶんべん》でもつ子どもよりも、その子をもっと愛すると思います。これだけ欲しい気持ちが強いのですから」（『ニューヨーク・タイムズ』一九八八年一二月一一日）

依頼者の妻たちは子どもを養育する「母親」として適格である、という主張だ。心理学者であるベツィ・エイゲンは、自分でも代理母を使って子どもをもうけ、さらに他の不妊カップルのためにも代理母を斡旋している経験から、不妊カップルにとっていかに代理母が重要であるかを強調した。

「代理出産に頼ることは、不妊カップルの最後の手段なのです」

そして、代理出産契約が法的に有効だと認められない場合、依頼者夫婦と子どもがどれだけ不安定な立場になるかを訴えた。

「有償代理出産を禁止する法律は、解決の方向に行かないばかりか、問題をより多く引き起こす方向に行きます。不妊カップルと生まれてくる子どもにはセーフガードがないので、養子縁組法と同じような予防策を作って、条件付きで認めるべきです」（同前）

エイゲンも含め代理出産支持派たちは、代理出産を合法化して法律に則って行うようにすれば、不妊カップルを助けると同時に、悪徳業者も追い払うことができる、と主張した。

この言い分には一見瑕疵《かし》がないように聞こえるが、これはすべてがうまくいったときのことである。

こうした意見に決定的に欠けていたのは、代理母が自由な立場で自己決定ができるかどうかの問題をはじめとして、出産の危険も含めた心身のリスクのことについてである。

反対派の訴え

一方、反対派は、代理母の経験者たちが率先して証言台に立った。代理母として双子を産んだパティ・ノワコウスキーもこの公聴会で証言した。先に紹介した、依頼者夫婦が双子の男の子のほうはいらないと女の子しか引き取ろうとしなかったケースの被害者だ。

ノワコウスキーは「多くの罪もない子どもが代理出産で、犠牲になっている。子どもの権利を真っ先に考えるべきだ」と強調して、代理出産に猛烈に反対した。

自分の痛ましい経験を縷々《るる》説明したあと、「人助けの気持ちもありましたが、もし報酬がなかったら、代理母をやりませんでした」と、彼女はあえて明言した。報酬が動機になることを明言したのには、彼女なりの理由があった。有償代理出産を合法化すれば、お金が目的で他のもっと大事なことが二の次になる可能性があると指摘したかったからだ。

第三章で詳しく述べるが、代理出産契約を結んだ娘が、妊娠中に心臓発作で亡くなったという母親、パトリシア・マウンスも、公聴会でその経緯を証言した。

もちろんベイビーM裁判で世界中にその名が知られたメアリー・ベス・ホワイトヘッド本人も登壇した。

「私は最初、命という贈り物を提供できると思っていました。でもいま私は、他の人の命というものは、提供してもらって自分のものになるものではないとわかりました」

この公聴会では、のべ七時間にわたり賛成派・反対派三九人が証言し、意見は出つくしたかのようにみえた。しかし、議会での法案審議はその後も数年続くことになる。「有償代理出産契約は無効であり、罰金が科せられる」という法律ができるまで、代理出産に関する法案が二一も提出された。代理出産そのものを真っ向から禁止するもの、制限付きで認めるもの、代理母への報酬を禁止するもの、代理出産契約を無効にするもの、さらにそれらを組み合わせた法案などが、シャボン玉のごとく発生しては消えていった。

有償代理出産契約を禁止

そして一九九二年。ニューヨーク州保健省が発表した報告書は、代理出産に関する法律ができないことに対する焦燥感を露《あらわ》にしていた。

「つい最近、保健省が行った代理出産に関する調査に照らし合わせてみると、ニューヨーク州議会が行動を起こさないことはきわめて困惑するものである。この調査で、ニューヨーク州がこの国での代理出産の中心になっていることがわかった。他州や他国のほとんどが有償代理出産を禁止もしくは規制する方向に進んでいるにもかかわらず、ニューヨーク州では代理出産契約が盛んに行われている」

「法律がない状態が続けば、ますます代理出産ビジネスを繁盛させることになる」

これを受けて、「ニューヨーク・タイムズ」は、報告書からかなり引用し、「ニューヨーク州は商業代理出産を禁止するように、要請されている」という記事（一九九二年五月一三日）を出した。その一ヵ月後同紙に出た社説（一九九二年六月一〇日）も、「有償代理出産契約禁止法案」を支持する内容になっている。

ニューヨークの別の有力紙、「ニューズ・デイ」も同様に、代理出産に反対する社説（一九九二年六月八日）を掲載した。

そして、ついに一九九二年七月、ニューヨーク州で、有償代理出産を禁止する法律ができたのである。

「有償代理出産は、公序に反し、赤ちゃん売買に相当する」とし、「代理出産契約は無効」であるとしたのだ。無償代理出産は容認するが、代理母や斡旋業者への報酬がからむ有償代理出産には罰則規定が設けられた。

ニューヨーク州で議論されたことは決して遠い話ではない。依頼者夫婦と代理母の親権、養育権をめぐる裁判、障害のある子や病気の子が生まれて引き取り手がないケース、何が起こるか予想がつかないうえに、いったん悲劇が起きると犠牲になるのは常に生まれてくる子どもであることなど、この州で起きたことは、代理出産について考えるべきさまざまな側面を教えてくれた。

そして、それらは現代日本がこれから直面するであろう重要な課題でもあるのだ。

■「代理出産の父」と呼ばれた斡旋業者

代理出産の父ノエル・キーン

この章の最後に、代理出産にからむトラブルのたびに顔を出す、斡旋業者のノエル・キーンについての取材報告をしたい。「代理出産」という営為に悪名をもたらしたのはキーンであるが、また「代理出産の父」といわれるノエル・キーン抜きで、代理出産の歴史を語れないことも確かである。キーンが、法案や州法に及ぼした影響は計り知れないからだ。代理出産の歴史の里程標になったともいえるベイビーM事件で、代理母を斡旋したのもキーン、さらに八〇年代から九〇年代にかけて、裁判沙汰《ざた》になった代理出産のケースは一〇件あまりあるが、そのほとんどにキーンの斡旋が関わっている。

ニューヨーク州保健省の先の代理出産に関する報告書にも、ノエル・キーンについて興味深い記述がある。

「アメリカでもっとも活発なブローカーであるノエル・キーンもまた、ニューヨーク州をベースにしてビジネスをしている。キーンが最初に全米の耳目を集めたのは、ベイビーM裁判である。キーンはいかなるブローカーよりも商業代理出産に関する訴訟の中心になっている」

私が最初にキーンを取材したのはいまからかなりさかのぼり、ニューヨーク州で有償代理出産が禁止される直前の一九九一年のことである。

当時、キーンとロサンゼルスにオフィスを構えるビル・ハンデルが、斡旋業者の代表的な存在であったことから、その二人に取材するのは自然の成り行きだった。私が特に知りたかったのは、なぜこんなに物議を醸しやすいビジネスに手を染めたのか、ということだった。

マンハッタンのアッパーイーストにあった彼の事務所は雑然としていたが、壁に代理出産で生まれた赤ちゃんの写真が、所狭しと重なり合うように貼《は》られていたことが印象的だった。

「私に感謝して、ノエルというファーストネームをつける親までいる。このベイビーたちの写真を見てくれ」と言いながらキーンは、「奇跡の赤ちゃん」と書かれたアルバムを誇らしげに私に見せた。そこには感謝の手紙があふれんばかりに挟んであった。

「……私はあなたの代理母プログラムに感謝します。生まれてきた娘はすばらしい子です。私の人生の最大の喜びです。あなたのプログラムは、私の一〇年来の夢を実現してくれました……」

しかし、キーンの取材で引っかかったのは、代理母をまともな人間として扱っているように感じられないことだった。それは、キーンが私に発した「必要なのは、裕福なカップルと、健康な子宮だけだ」という一言にすべてが表れているように思える。代理母を一人前の人間として認めているようにはとても思えない言い方だ。子宮をまるで、赤ちゃんをつくる器械であるかのような、その言い方は耳に障った。

どういう視座をもって代理母を斡旋しているのかと訊《き》くと、「子どもができない夫婦を助けることのどこが悪いというのか」と、逆に私に詰問してくる。キーンは、メディアでいかなる批判を受けてもこんな調子で、まったく意に介する様子もなかった。

代理出産というアイディアが生まれるまで

ノエル・キーンという人物が、代理出産仲介業という「ビジネス」に手を染めるようになった経緯をかいつまんで追いかけてみよう。

キーンは、一九三八年一二月、ミシガン州デトロイトの郊外ディアボーンで、五人兄弟の三番目の子どもとして生まれた。両親ともアイルランドからの移民で、父親は自動車工場で働き、母親は、熱心に教会に通う、筋金入りのローマ・カトリック教徒であった。家庭は貧しく、地元の学校を出ると、昼はアルバイトをして、デトロイト大学ロースクールの夜間部に通った。一九六九年に卒業すると同時に、地元でこぢんまりと法律事務所を営んだが、まともな仕事はほとんど入ってこなかった。

大半の人の人生は平凡なものであるが、些細《ささい》なことが人生の転機になり、その後の生活を一変させてしまうことがある。

キーンの場合、妹から紹介された夫婦との出会いが人生の転機になった。

その夫婦の妻は卵管に障害があって妊娠ができなかった。養子の道も当たってみたが、待機期間が七年と言われた。すると、夫は自分の精子を他の女性の子宮に注入して妊娠してもらい、生まれたら養子にして引き取るのはどうかと提案したのである。これが当時いかに奇抜で、大胆なアイディアであったかは想像がつく。問題はそういう女性をいかにして見つけるかであった。

そこで、弁護士であるキーンを紹介したのが、妹であった。

当時は、まだ「代理出産」とか「代理母」という言葉が存在せず、キーンはこの夫の提案を何とクレージーな発想なのかと思ったという。

弁護士であるキーンは、夫の提案が法律に抵触するかどうか調べるために、図書館に行って、片っ端から法律の本を渉猟したが、このテーマを扱う法律も判例も見つからなかった。

そうこうするうちに、地元紙に「カリフォルニアの父親は、人工授精で生まれてきた子どもを誇りに思う」という内容の記事が出た。一九七六年サンクス・ギビングが終わったときだった。

骨子はこうである。不妊の妻をもつ夫が「サンフランシスコ・クロニクル」紙に「人工授精で妊娠してくれる女性求む」という広告を出し、連絡してきた女性に自分の精子を注入して、子どもを授かったというものだ。報酬として、その女性に七〇〇〇ドル、医療費と仲介料として三〇〇〇ドル払った。

実際に人工授精を行った医師が専門誌のインタビューで次のように答えている。

「人工授精を行うために、広告を使って『代理母』が募集された」

「代理母」という言葉がメディアに登場したのは、これが初めてであると思われる。

大反響を呼んだ代理出産

年が明けると、キーンは地元の大学新聞に代理母募集の広告を出すことにした。新奇な広告を出したことが地元紙に記事として出ると、それを通信社が拾って全米に配信。全米から二〇〇通以上手紙が舞い込んだ。希望する報酬額は最低が二〇〇ドル、最高が一万ドルとさまざまだった。

こうして応募してきた代理母希望者の中から、キーンは依頼者夫婦の条件に見合う女性を選別して人工授精をさせ、無事妊娠、一九七八年、出産に至ったのである。最初に手がけた代理出産ビジネスが、とんとん拍子にいったので、キーンがこの未開拓の世界にのめり込んでいったのは自然の成り行きであった。

キーンが最初の一〇年間で斡旋した代理母から生まれてきた子どもは二〇〇人を超える。日本からも連絡が入り、遠くはオーストラリアからキーンのところまでやってきたカップルもいた。

ベイビーブローカーだという批判

そうこうするうちに、メディアはキーンを痛烈に批判し始めた。批判は「女性を搾取している」「赤ちゃんの売買だ」「神と自然の法則に逆らっている」というもので、そう指弾されると、キーンは決まって、"Who gives a shit?"（何を言われてもへっちゃらだ）と反論した。

キーンは私を含め、どの取材者にも「私をベイビーブローカーと呼びたいのなら、それでも構わない。ただその言葉に何か悪事を働いているという連想が入るのなら、その言い方に反論する」と言っている。

キーンは、一九九七年一月に五八歳で息を引き取ったが、息子のクリストファーは、批判の多かった父親のことをこう擁護する。

「父が斡旋した代理母から生まれた赤ちゃんの数は世界中で六〇〇人くらいだと思います。父がやってきたことにはずっと賛同していたし、いまでも父親を誇りに思っています」

キーンが斡旋した代理母

キーンに取材した一九九一年当時、代理母たちにインタビューしたいと頼むと、彼は喜んで何人かを紹介してくれた。代理母への取材は、彼女たちの暮らしぶりをみるために、あえて彼女たちの自宅で行った。

そのうちの一人は独身女性で、カリフォルニア州フレズノに住んでいた。過疎地とまではいかないが、サンフランシスコから東南三〇〇キロのところにある田舎町だ。訪ねると、見るからに低所得者が住む、狭く古びた部屋に案内された。

身長は私と同じくらいだから一七〇センチほどで、いささか太りぎみの女性。見た感じはいかにも田舎の女性で、着ているものもお世辞にもお洒落《しやれ》とは言えない。

彼女はキーンについてこう語った。

「私はキーンにとってはモノなのよ。人間扱いされていないの」

その声には表情と同じように、まったく精彩がなかった。

「保険がちゃんときくように、病院側には代理母ということは隠すようにキーンに言われました。代理母が死んでしまったときに、キーンが困らないようにね。すべて契約は依頼者側優先。キーンにとって代理母が苦しもうが悲しもうが関係ない。目的はお金を生む赤ちゃんだけ。まさかここまでモノ扱いされるとは思ってもみませんでした」

代理母の報酬は労働賃

キーンに代理母になりたがる女性の動機について聞いたことがある。「もちろん報酬があるからだ」と逡巡の色をまったく見せず、即答だった。

「彼女たちは九ヵ月も赤の他人のために、苦痛を経験するのだ。一万ドルの報酬は妥当だと思う。死産の場合は三〇〇〇ドルだが。ただ依頼する夫婦は、私にさらに一万ドルの謝礼と別に医療費などを払わなければならないので、やはり支払能力があるかどうかがもっとも重要になる。クライアントの少なくとも六〇%は弁護士や医師など、裕福な階層だよ」

キーンは、自分がやっていることが、赤ちゃんの売買にあたるという批判については、こう弁明する。

「生まれてきた赤ちゃんの代価としてお金を払うと考えると、赤ちゃんの売買になるので違法だが、そうではなく、身ごもってくれた女性に対する労働賃と考えればいい」

一九八八年にミシガン州で有償代理出産が違法となると、無償で代理出産をしてくれる女性を募集してみた。するとほとんど集まらなかったという。

「そんな結果は最初からわかっていたさ。そりゃなかには、中絶を経験して、そのトラウマを軽減したり、喪失感を埋めたりする目的で、代理出産を希望する女性もいる。しかし、赤の他人のために代理出産を無償でやる女性を探すのは至難の業だよ。こんな仕事を引き受けるのは、高額の報酬があるからに決まってるじゃないか」

かなり強い口調でそう言い切ったキーンは、確信と自信に満ちた表情を浮かべた。

キーンの取材から二十年近く経ったいまでも、脳裏に浮かぶ彼の言葉がある。

“All we need is a good womb.”

「必要なのは、いい子宮だけだ」

第二章　体外受精型代理出産の幕開け

■マーケル家に体外受精による双子誕生

夫婦の血をひく子どもが欲しい

ふたたびマーケル家の話に戻ろう。第一子のブラッドがニューヨーク州の州都オールバニーで産声をあげたのは一九八六年四月九日のことだ。代理出産といえばまだ人工授精という時世だったので、父親のグレンと代理母ホーリーの血をひいてブラッドは生まれた。

だが、ブラッドの誕生のわずか四日後に、体外受精型の代理出産でアメリカ国内初の赤ちゃんが生まれている。一九七八年にイギリスで初めて成功した体外受精の技術を代理母に適用したものだ。一〇〇パーセント依頼者夫婦の血をひく子どもを代理出産で手に入れることができる新しい時代が幕を開けたのだ。アメリカ初の体外受精型代理出産を手がけた斡旋業者は、やはり、例のノエル・キーン弁護士だった。

さて、ブラッドが一歳を過ぎたころ、一人っ子だとさびしいから、また代理出産で子どもをつくらないかとリンダは夫に打診された。しかし、それほど乗り気になれなかった。夫にOKを出すまでにかなりの勇気がいった。逡巡もあった。前回の経験の心労が後遺症となっていたのだ。

ようやくリンダの意思が固まり始めたころ、二人はブラッドの場合と違って、体外受精型代理出産を考えた。リンダの卵巣機能は問題なかったため、採卵が可能だったからだ。これならグレンとリンダの両方に遺伝的につながった子どもが望めることになる。

当時、体外受精で妊娠する確率は、人工授精と比べるとかなり低かった。まだペトリ皿で精子と卵子が自然に受精するのを待つという方法しかなかったからだ。精子を卵子に直接入れる顕微授精の技術が開発される前だったので、成功率はかなり低かった。とはいえ、遺伝的に一〇〇パーセント夫婦の子どもをもてる。それが体外受精で代理出産を行う最大の「恩恵」だ。

ただし、依頼者夫婦の妻の卵子を使うには、妻の身体上の負担はかなり大きくなる。複数の卵子を採取するために、排卵誘発剤を毎日注射しなければならない。吐き気、腹痛などその副作用も人によっては軽視できないほど深刻である。

タブー視された生殖技術

ブラッドの代理母であるホーリーとはしばらく音信不通になっていたが、もう一度代理母になってくれないか、と打診してみた。今度は人工授精ではなく体外受精だ。ところが、彼女はあいにく自分の子を妊娠していたので、別のルートで探すほかなかった。

最初は、ハーバード大学や名門校があるボストンの病院で、体外受精で代理出産をしてくれるところを探そうとしたが、見つからなかった。リンダは当時のことをこう語る。

「ボストンは確かに立派な病院がたくさんある町で有名ですが、こと不妊治療になると、当時はタブーになっていて、ましてや代理出産となるとまったく話になりませんでした」

医師そのものの考え方が、ニューイングランド地方は保守的である。一方西海岸のカリフォルニア州は、個人の考え方を尊重し、患者一人一人に対するケアもはるかに行き届いているとリンダは言う。

そこで、ロサンゼルスにある、Center for Surrogate Parenting に代理母を探してもらうことにした。日本人もよく利用する代理母斡旋業者だ。恰幅《かっぷく》が良く、人懐っこい所長のビル・ハンデルは、ノエル・キーンと同じように弁護士で、この斡旋業を法人として本格的に始めたのは一九八六年である。マーケル家のブラッドやベイビーMが生まれた年だ。

東のキーン、西のハンデルといわれるほど、ハンデルの代理母斡旋ビジネスは活況を呈していた。ニューヨーク州で最終的に有償代理出産が禁止された背景には、代理母の尊厳をまったく無視したキーンの拝金主義のやり方への批判があったが、ハンデルが扱ったケースはキーンと違って、代理母と依頼者の間で訴訟になることはなく、比較的うまくいっていた。これが、カリフォルニア州で反対派を抑えるプラス要因になったのだろう。カリフォルニア州では代理出産契約容認の判例だけが残り、結局きちんとした法律ができないまま今日に至っている。

リンダの話に戻すと、彼女は体外受精が、肉体的に大きな負担がかかるとはまったく知らなかった。医師に言われたのは、月経周期を一時的に止めて、排卵誘発剤で卵子を余分につくり、それを採取する、ということだけだ。

「もし副作用について最初から教えられていれば、私は体外受精をやっていませんでしたね」

痛みに関する説明も、まったくなされなかった。

毎日同じ時間に四つの薬の注射を自宅で行うが、リンダの場合その役目は夫が果たした。排卵を抑制する薬、リュープリンを皮下注射で三週間、それからそれと同時にFSHという卵胞を発育させる作用のあるホルモン剤を一〇日間、皮下注射する。採卵の二日前に行うHCG（ヒト絨毛性性腺刺激ホルモン）の注射は他の注射と違って筋肉注射であり、上手にしないと坐骨《ざこつ》神経に影響して、歩けないほどの激痛に襲われたりもした。約六〇回の注射で、皮膚に青あざが生じ、リンダの神経はかなり参っていた。途中で何回もやめようと思ったが、それまでに使った費用のことが脳裏をかすめ、なかなかやめる決断がつかなかった。

凍結精子をロサンゼルスへ

排卵日が来るとリンダは採卵のためにボストンかロサンゼルスまで行かなくてはいけない。採卵だけならボストンの病院でもできる。しかし採卵の直後に精子と混ぜて受精させ、受精卵を代理母の子宮に注入することを考えると、リンダは夫と一緒にロサンゼルスに飛んだほうがいいと考えた。ところがグレンは、最初の人工授精のときにその場で精子を出したことにかなりのストレスを感じたらしく、ボストンの精子銀行で凍結した自分の精子を使うように斡旋業者に伝えていた。

ロサンゼルスの担当医師は新鮮な精子のほうが受精する確率がはるかに高いと、グレンに直接電話をかけてきた。その証拠を顕微鏡で見せるとまで言う。実際に見てみると、その差は歴然だった。精液を泳ぐ精子の勢いがまったく違う。また凍結精子を解凍したときに、かなりの精子が死んで動きがないこともわかった。それでもグレンは、「あんな経験は二度といやだ」と、凍結精子を使うように主張したのだと言う。

医師もこれ以上言っても無駄だと思い、あきらめた。

排卵日前後の苦しみ

いよいよ排卵日が近づいてきた。グレンは精子銀行に電話をして、すぐに凍結精子をロサンゼルスに送るように伝えた。リンダはロサンゼルスに向かう準備をしたが、運悪くインフルエンザに襲われ、最悪の状態になった。

排卵誘発剤の副作用として、卵巣が腫大する、腹水がたまる、吐き気を催すなど、卵巣過剰刺激症候群と呼ばれる症状が起こるが、これは別に珍しいことではない。

おまけに飛行機で上空に行くと気圧が下がり、さらに卵巣が膨張し、いまにも破裂しそうな感覚に見舞われ、激痛が体中を走る。リンダは体をくの字形に曲げ、緊急連絡をするようにフライト・アテンダントに告げた。パイロットは三回にわたり地上と緊急連絡をとる。

「到着するまでに、死ぬかと思いました。もうこれでやめると決意しました。あのときの激痛で卵巣も絶対に破裂したと思いました」

ロサンゼルス空港に着くと、すでに救急車が到着していたが、担当医師の指示で、ひとまずホテルで休むことに。ホテルで一眠りすると、医師の言ったとおりかなり痛みは取れたが、リンダは夫に電話して「もうやめる」と宣言した。夫は「結論を急がず、三、四日休んでから考え直したらどうか」となだめる。

三、四日経つと、またリンダの脳裏にこれまで使った費用のことがよぎった。ここでやめるといままで使ったお金がすべて無駄になる、と思った。あきらめないで続けてやってもいいかもしれないと夫に伝えると、「自分がやりたいと思うほうでいい」と夫は言っただけだった。

結局採取した卵子は五個。それをそれぞれ別個の容器に入れ、解凍した夫の精子を入れる。受精に至ったのはそのうちの四個であった。

代理母キャシーの境遇

斡旋業者に紹介された代理母は当時二八歳のキャシー・ストヴァル。リンダとホーリーは信条など共通点が多かったが、キャシーとはまったく違った。いくら生まれてくる子どもと遺伝的につながらないといっても、リンダはじつはこの代理母をあまり好きになれなかった。妊娠中、医師の忠告に耳を貸さないのではないか、という懸念もあった。

二〇〇六年暮れ、マーケル家の取材の直前に、私はロサンゼルスでキャシーに会っている。身長一七〇センチほど、金髪で、少し茶色がかった肌をしていた。自信あふれる強い口調で、すべて自分から人生の大事なことを決めてきた、というように代理出産の経験を聞かせてくれた。

キャシーは離婚を三回、繰り返している。意地っ張りなほどの強い性格は、その生い立ちにも起因する、という。四歳のときに、両親が離婚。父親はアルコール依存症だった。七歳になったときに母親が再婚して、海岸の近くから、ロサンゼルスの北側に位置するシミ・バレーに引っ越してくる。

一九八一年ごろ、ネイル・アーティストになるために、美容学校に通っているとき、学校に置いてあった新聞に「代理母求む」と書かれた広告を見つけた。

「代理母という言葉を見ても、何のことかわかりませんでしたが、あとで『他人のために赤ちゃんを身ごもること』という説明を友達から聞いて、なんと興味深いアイディアだと思いました。それ以来、代理母のことが頭の片隅にずっとひっかかっていて、いつか機会があれば自分もやってみたいと思っていたんです」

キャシーの母親は産婦人科の看護師だ。子どものころから隠し事をしないように育てられてきたので、代理母を引き受けたいということを正直に母親に伝えた。母親は妊娠そのものにリスクがあることを百も承知しており、病院で数々の悲劇も目の当たりにしてきた。果たせるかな、母親は激怒した。

「あなたは自分の体を犠牲にしてまで、他人の子を身ごもるつもりなの」

昔から何でも、自分一人で物事を決めてきたキャシーは、母親が自分のことを心配している気持ちは手に取るようにわかったが、母親の怒りに届さなかった。

「私は昔から、リスクをとるのが好きでした。妊娠中に死ぬリスクがあると母親に言われましたが、交通事故で死ぬこともあるので、結局同じです」

代理母募集広告を目にしてから数年経ったころ、偶然、ビル・ハンデルの事務所で働く弁護士の妻と知り合った。「代理母をしたいと思っているの」と気軽にその女性に話すと、すぐに夫の勤め先の連絡先を教えてくれた。間をおかずオフィスに連絡して行くと、その弁護士の夫が、恰幅のいいビル・ハンデル所長と引き合わせてくれた。

「ハンデルさんは、ありとあらゆるリスクを説明して、私を思いとどまらせようとしました。中途半端な気持ちで代理母をやると問題を起こすことが多いので、よく考えて、そこまでのリスクがあってもやりたいと思うなら、もう一度来なさいと言われました。でも、私の決心は変わりませんでした」

こうしてキャシーはマーケル家の第二子を産むための代理母となった。

血のつながりはなくても感じる「親子の絆」

キャシーは一回目の受精卵移植で運良く妊娠した。排卵誘発剤の助けでできた複数の受精卵を子宮に移すと、多胎になる可能性が非常に高い。キャシーの場合も例外ではなかった。しばらく様子を見たが、四つ子であることがわかった。母体に危険を及ぼすという医師の判断で、減胎手術が行われ、双子に絞られた。

今度は、前回と違って、代理母と依頼者がコミュニケーションをとることを許された。お腹にいる赤ちゃんに対して次第に感じてきた愛着を抑えるために、キャシーはリンダにたびたび電話をした。リンダの声を聞けば理性を保てると思ったからだ。そのときの複雑な気持ちをリンダはこう回顧する。

「電話の向こうでキャシーはよく泣きじゃくっていました。私はいまホルモンが作用しているなと思いましたが、それだけではありません。私も母親ですから、代理母のつらい気持ちもわかります。キャシーの気が済むまで電話で話しました」

リンダは代理母に対して申し訳ない気持ちでいっぱいになった。ここまでして実際に子どもを欲しがってもいいのだろうか、そういう素朴な疑問も湧いてきた。

キャシーも実際に経験するまで、代理母のつらさはわからなかった。

「体外受精だから、自分とは遺伝的につながっていないことは頭ではわかっていましたが、それでも次第にお腹にいる赤ちゃんに愛着を感じてきました。正常な女性だったら、誰でもそうなると思います」

愛着に負けそうになり、つらくなるたびに、すがるようにリンダに電話を入れた。

「もし、ここで心変わりして、この赤ちゃんを手放さないと言い出したら、マーケル家を不幸にするし、自分の家族も不幸になる。私は自分の家族を愛しているから、それはとてもできない。みんなを不幸にしてしまう……」

キャシーは毎日のように、自分にそう言い聞かせて、理性を強く働かせた。

ビル・ハンデルが、代理出産を思いとどまらせようとした理由が後になってよくわかった。赤ちゃんができない夫婦を幸せにするという理性が相当強くないと、自然に湧いてくる愛着に負けてしまうとキャシーは言う。

「赤の他人のために代理母をやるというのは、お金のためだけであれば無理です。精神的にも自分を犠牲にするので、一二〇%の覚悟が必要です」

分娩に立ち会った依頼者リンダ

予定日の三週間前になると、リンダはロサンゼルスに飛んで、できるだけキャシーと一緒に時間を過ごした。キャシーの気持ちが変わらないようにするという底意もあったが、自分たちの子どもを妊娠してくれている代理母を大切にしていることをできるだけ態度で示すためでもあった。夫のグレンはブラッドの世話をしながら家で待機した。

いよいよ出産日が来た。リンダは出産に立ち会うように言われ、その指示に従った。まず、男の子が無事に出てきた。ところがそれから三分経っても、女の子が出てこない。子宮の中で斜めになっていたのだ。だから、まっすぐに直してから引っ張り出した。出てきたときの胎児の青ざめた肌色を見た瞬間、リンダは死産だと思った。思わず声が出そうになったが、看護師がリンダの気をそらすために、「男の子のへその緒を切ってください」と冷静に手伝いを頼んだ。

「あまりにも次から次へと状況が変化していって、ついていくのが精一杯。ただ言われたとおりにやるしかありませんでした」

その間、医師と看護師は懸命に女の子を蘇生《そせい》させようとした。

すると突然、女の子が産声をあげた。その瞬間、分娩室に張り詰めていた緊張が一気に解けた。今度は女の子のへその緒を切るように言われ、大きな安堵《あんど》と押し寄せる感動に胸をつまらせながら、リンダはそのとおりにした。

代理母の夫の割り切れない気持ち

一回目の人工授精のときは、病院側はチーフ・ドクター以外は代理出産であることを知らなかったために、養子縁組と勘違いされ、気まずい雰囲気になったが、今回はみんなが赤ちゃんの誕生を歓迎してくれた。

しかし、一人だけその誕生を喜ばない人間がいた。キャシーの当時の夫だ。正式に結婚したのは、代理出産で双子を産んだあとだが、彼との間には娘がいたこともあって、契約をする前に自分から正直に代理母になることを彼に伝えた。彼が反対することはわかっていたので、彼が眉間《みけん》にしわを寄せて口を開こうとした瞬間に、キャシーはこう宣言した。

「あなたが、何と言おうとも私はやるつもりよ。私の決意だから、あなたには止める権利はないわ」

常に口論が絶えなかった。やはり普通の男性なら、自分の妻やガールフレンドが代理母をするとなると反論するのが当たり前だろう。わだかまりは出産当日も残ったままだった。

依頼者のリンダの目から見ても、それは明らかだった。

「私がキャシーの子宮を利用したことに対して、彼は相当反感をもっていました。それは何をしても解消のしようがないものです」

リンダはそう嘆息するが、代理母の夫の問題はキャシーだけに限ったわけではない。家計のためにと一度は割り切っても、他人の子を身ごもったパートナーと一緒に生活して、いろいろ不便を強いられるのである。夫としての自尊心も傷つくことだろう。あらためて代理出産という行為は周囲のあらゆる人間を巻き込むことになるのだと感じた。

五万ドルの双子

マーケル夫妻は、双子の男の子はブレント、女の子はキンバリーと名づけた。

当時、体外受精で生まれてきた子どもは「試験管ベイビー」と呼ばれ、奇異の眼で見られがちであった。実際、最初は試験管の中で胎児が育つと信じ込んでいる人々も多かったのである。昔もいまもラボで行われるのは、卵子と精子の出会い、そして受精のプロセスだけである。現在、体外受精は不妊治療の一つとして定着しており、二〇〇三年度の産科婦人科学会の調査によると、日本でも六五人に一人は体外受精で生まれている。そうした数字を聞くと、隔世の感を覚えざるをえない。

さて、出生証明書の母親のところには、リンダ・マーケルという名前が記入された。契約上そうなっていたからだ。二日後、双子の赤ちゃんを連れて、リンダは東海岸まで戻った。かかった費用は全部で五万五〇〇〇ドルだ。そのうち、キャシーへの報酬は一万ドル。最近は双子を産むとさらにボーナスが与えられることが多い。母体に対する負担が大きくなるからだ。

一時は瀕死《ひんし》の状態に

双子の分娩だったせいかどうかはともかく、キャシーは出産後、血圧が急激に上がり、普通二日で退院するところを、一週間も入院を延長せざるをえなかった。一時は瀕死の状態にまで悪化したのだ。

そもそも出産前も、妊娠中毒症で死にかかるということがあった。一週間入院したが、その間も死の覚悟をした。

「自分で決めたことだから、これで死んでも誰も恨まない」

毎日自分にそう言い聞かせながら、歯を食いしばって入院生活を送った。

出産後の入院は自腹で四〇〇〇ドルも払った。契約上、依頼者が払うことになっていなかったからだ。

「結局私への報酬は差し引き六〇〇〇ドルです。お金のためだけにやったとすれば、とてもやっていけません。マーケル家を助けたと思うことで、報われた気持ちになるのです」

しかし、これは一命を取り留めたからこそ言える言葉ではないだろうか。マーケル夫妻にしても、もしキャシーが命を落としていれば、自分たちの子どもを抱きしめるたびに、罪悪感をもたずにいられなかったろう。

か養育権を主張

カリフォルニア州の代理出産容認の判例

人工授精型代理出産の場合、代理母と赤ちゃんには遺伝的つながりがあるので、妊娠中に愛着が湧いてきても自然なことであろうが、遺伝的つながりがまったくない体外受精型代理出産でも親子の絆は育まれるようだ。

あれほど意思が固く、少々のことでは屈しないと自負するキャシーでさえも、胎児への愛着に圧倒されそうになると我知らず受話器を取り、リンダのところに泣きじゃくりながら電話をかけてきた。

世界中の耳目を集めたベイビーM裁判は、人工授精型の代理出産をめぐる子どもの争奪戦であったが、体外受精型代理出産の場合でも、代理母が出生子を依頼者夫婦に引き渡そうとせずに裁判になったケースがある。アナ・ジョンソンvsカルバート裁判といわれる事件だ。ベイビーM裁判ほど世界の注目を集めなかったが、アメリカではかなり大々的に報道された。一九九〇年のことだ。カルバート夫妻の受精卵を移植されて妊娠した代理母アナ・ジョンソンが、子どもを出産するやいなや、「この子は私の子」と翻意して、養育権を主張したのである。

カリフォルニア州オレンジ郡高等裁判所の裁判官は、代理母アナ・ジョンソンのことを“genetic stranger”（遺伝的には他人）と呼び、「親は三人よりも、二人のほうが子どものために良い」と述べた。また代理出産契約も有効であるとし、代理母が九ヵ月間の苦痛に対して報酬を受け取ることについても何の問題もないと言い切った。

カリフォルニア州では、この判決が一つの里程標ともいうべき重要な判例になって、事実上、代理出産が容認されたかたちになった。

キャシーの経験やカルバート裁判で明らかになったことは、他人の受精卵を使った体外受精型の代理出産でも、代理母と胎児との絆は日々育まれていくということである。あとためて紹介するが、代理出産に強く反対する弁護士のアンドリュー・キンブレルは、

「その定権について、こう警鐘を鳴らす。

強さを知らないうちから、代理母になって子どもを引き渡すという

決意などできるはずがない。不妊カップルへの同情だけで安易な選択をすると、熾烈な争奪戦の中で子どもまで犠牲にしかねない」

三人以上の「親」の可能性

代理母の母性の問題に加えて、ここで再度浮上してきた難題は、本当の母親は誰なのかという親子認定の複雑さだ。アナ・ジョンソンvsカルバート裁判の裁判長は、子どものために三人もの親はいらないと述べたが、体外受精型代理出産という方法は、何人もの母親や父親が出てくる可能性があるのだということを考慮した発言だったのであろうか。

実際、体外受精から派生する「親」の数の可能性は、三人どころでは済まないのだ。後述するブザンカ事件では、受精卵そのものを第三者である男女から提供してもらい、代理母に出産を依頼している。また、インドで代理出産を依頼し、赤ちゃんがインドから帰国できなくなったことで話題になった日本人夫婦は、ネパール人の女性から卵子の提供を受け、インド人女性に代理母を依頼している。

こうなると、産みの母親、卵子を提供した母親、育ての母親、そこに精子の提供者である父親、育ての父親まで登場して、もはや混乱きわまりない。その複雑な親子関係のなかで生まれてきた子どもが、混乱をきたすのは火を見るより明らかである。

第三章　代理母が引き受ける大きすぎる代償

■代理母の心と体の負担

軽減されない代理母のリスク

代理出産にまつわる騒動の取材をするなかで、私は代理母の払うリスクの大きさを目の当たりにしてきた。そのリスクを前にすれば、「不妊の女性を助けたい」という代理母側の純粋な気持ちなど瞬時に萎《な》えてしまうだろう。代理出産の技術が人工授精型から体外受精型へと推移してきたといっても、そのリスクが軽減されたわけではない。

一万ドルの報酬という相場が妥当かどうかは別として、マーケル家の第一子を人工授精型で産んだホーリーにしても、体外受精型で第二子、三子の双子を産んだキャシーにしても、報酬以上の犠牲を払ったのではあるまいか。ホーリーは、代理母を引き受けたことで実の姉や母親、ボーイフレンドとの関係を悪化させたばかりでなく、娘にまで、弟を取られると思い込むような混乱をさせてしまったのである。

味を知ると、「そんなことは絶対にしてはだめよ。自然の摂理に反することだから」と強く釘《くぎ》をさしたが、時すでに遅かったのだ。

子どものときから自己犠牲

デニスは子どものときから心優しく、みんなに好かれ、友人も多かった。話し好きで、いつも周囲の人を笑わせていた。明朗闊達《かったつ》で、困っている人を見たら、自分を犠牲にしてでも助けたほどだ。人のためになることをやろうとして亡くなったから、交通事故で死亡するよりは良かった、とパトリシアは自分に言い聞かせたが、娘がそこまで生活に困窮していたことを知ったときは、胸が張り裂ける思いがした。

パトリシアは、数週間後、娘が住んでいたアパートに行って荷物の整理をするついでに、娘が妊娠中定期健診を受けていた医師に会いにいった。

デニスの死因は肥大型心筋症だった。亡くなったときは妊娠八ヵ月に入っていたという。

「その医師にこう言われました。『あなたの娘さんは、心臓の調子が良くなかったが、妊娠してはいけない身体だとは言えなかった。彼女は斡旋業者からできるだけお金がかからないようにと言われていたので、医療費のことを心配して心臓にモニターをつけなかった。もしつけていたら、助かっていたかもしれない』と。それを聞いて私は強いショックを受けました」

と同時に、パトリシアのなかで斡旋業者に対する激しい憤りが込み上げてきた。

「犠牲になったのは娘です。依頼した夫妻にとって娘は単なる赤ちゃんをつくる製造機だったのです。失敗すれば、また次の製造機を探せばいいのですから」

代理母依頼は人間的に許せない

「マンハッタンのパークアベニューに住んでいる裕福な女性が、どれほど利他的な気持ちをもっていても、赤の他人のために代理母をやることはありません。代理出産をする人はみんな収入が平均以下の、経済的に貧しい女性です。彼女たちは『お金のためにやっているのではない』と言いますが、それは嘘です」

パトリシアはますます声を荒げた。

「本当に『お金』に関係なく、利他的な理由だけでやるのなら、すべての社会階層の女性が代理母をやってもおかしくありません。でも代理母をやる女性は、例外なく、平均収入以下の人です。表面的にみると、善意の美しい行為にみえますが、代理出産を依頼するということは、人に命を危険にさらしてください、というのと同じですから、それはもっとも厚かましい行為なのです。越えてはいけない一線をすでに越えています。斡旋業者は、代理母を説得するときに、『他人のためにできるもっともすばらしい行為』であると強調しますが、実際は欲の塊です」

斡旋業者はもちろん、代理出産を依頼する裕福な人々にも、彼女は非難を浴びせる。

「子どもがどうしても欲しい気持ちはもちろんわかります。だからといって代理出産をやらせてもいいということにはなりません。心臓が必要だからと、臓器売買で手に入れてもいいんでしょうか。私は許されないと思う。代理出産はそれと同じことです」

すべての女性が子どもをもつチャンスを与えられているわけではない、とパトリシアは言い切る。

「子どもを虐待する人もそのなかに入ります。銃で人を殺せるからといって、そうしていいことにならないのです。技術的に可能であるからといって、何をやってもいいというわけではありません。最近は男女の産み分けが科学的にできるようになったといいますが、それも越えてはいけない一線だと私は思っています。

だから、子どもがいなくても生きることを学ばないといけないのです。私はデニスがいなくても生きていくことを学ばないといけません。デニスはもちろん人のためになると思ってやったのです。それでもお金がなかったことがきっかけであることは明らかです。お金が十分にあったら、絶対にやっていなかった。それだけは言えます」

パトリシアは、どうか自分の気持ちを日本にも伝えてほしい、そして娘のような犠牲者を二度と出さないでほしいと最後に言い残して、私をデニスのお墓に案内してくれた。

デニスの墓は、彼女の短い人生を物語るかのように、広大な牧場の片隅にこぢんまりとたたずんでいた。

■代理出産反対の世論を形成した団体

NCAS全米代理出産反対連合

自分の子を姉に奪われ、家族とも絶縁されたロリはその後、ワシントンDCにあるNCAS（全米代理出産反対連合　National Coalition against Surrogacy）という団体の存在を知り、その活動に参加するようになる。

ロリは、数々の州議会の公聴会に積極的に登壇。さらに、オーストラリアにまで飛んで証言したという。

「ちょうどオーストラリアで、無償代理出産を合法化すべきか、議論されていたので、私は議会からの招待を受け、自分の経験を議員の前で話しました」

一方、娘のあまりにも突然の死を受け入れることができずにセラピーに通っていたパトリシアのもとにも、NCASから電話が入った。代理母出産反対の活動に参加してほしいという依頼だ。最初は、まだ気持ちの整理ができていないと断ったが、NCASの手伝いをしているという代理母経験者から電話があったときは、心が強く動いたという。娘のような犠牲者をつくらないためにも、代理出産を禁止する法律が各州にできるように自分も活動に参加しようと決心したのだ。

パトリシアは自分の家の一部をNCAS支部のオフィス代わりにして、ワシントンから送られてくる、ロビー活動用のパンフレットや封筒を置いた。ニューヨーク州、カリフォルニア州など主な州の議員にパンフレットを片っ端から送り、公聴会があると証言者として登壇した。

斡旋業者は、代理出産を「不妊の人を助ける善意に基づいた好意」であるという自分たちに都合のいい「光」の部分しか説明しない。パトリシアもロリも、公聴会で自らの体験を訴え、代理出産の「影」の部分を伝えるために東奔西走したのだ。

「不妊」を問い直す必要性

代理出産反対派の大きな基盤となったこのNCASを、一九八七年に設立したのは、活動家のジェレミー・リフキンである。

一九四三年コロラド州デンバー生まれのリフキンは、アメリカのみならずヨーロッパでも、公共政策について、精力的に執筆、講演し、実際にその政策の行方を左右させてしまうほどの活動家である。特に、科学技術や環境問題に関する政策についての影響力は、

「タイム」誌（一九八九年一二月）をして「科学の世界でもっとも嫌われている男」と言わせたほど甚大である。

現在は、ワシントンDC近郊にあるFOET（Foundation on Economic Trends）の創設者兼所長であるが、彼がNCASを創設した契機は、ニュージャージー州で起きた、あのベイビーM事件だ。この組織の活動が功を奏して、現在は多くの州で有償代理出産が禁止されたので、規模はかなり縮小されたが、オフィスはまだFOET内にある。

二〇〇七年三月、この団体の弁護士であり、活動の中心的役割を担うアンドリュー・キンブレルに、私は取材を申し込んだ。キンブレルは、まず代理出産の依頼が増えた背景に、アメリカの婦人科医師たちの怠慢があることを指摘した。

「代理母に依頼する女性は、子宮摘出をした女性が多いのですが、そういう女性の半分は手術そのものが必要ではなかった人たちです。子宮摘出する前に医者たちはきちんとやるべきことをやったのかどうか。医師の怠慢による安易な子宮摘出が、代理出産問題をより深刻にさせていることをもっと重視しなければなりません」

安易な子宮摘出のつけを医師が代理母たちに押しつけている、とキンブレル。さらに、このまま代理出産がビジネスとして拡大していけば、そのしわよせを食うのは弱い人や貧しい人々であると、語気を強める。

「もしビジネスとしての代理母を合法化すれば、いずれ社会的地位の低いブリーダー・クラス（生殖用の階級）が生まれることは必至です」

後述するが、二〇〇二年に有償代理出産が合法化されたインドでは一回の代理出産で数千ドルという年収の数年分にあたる報酬がもらえることから、代理母希望者が殺到しているという。まさにキンブレルの危惧が現実となっているのである。また相場の五分の一の金額で依頼できるとあれば、欧米の子どものできない夫婦が途上国に目を向けるのも無理はない。その「安いほうが得」という安易な選択が、人権の搾取につながるのだと、キンブレルは警告する。

連邦議会の科学技術評価委員会が一九八八年に調査した際には、代理母はほぼ例外なく法定貧困ラインすれすれの収入しかなかった。一方、依頼者側の六四パーセントは、五万ドルを超える年収を得ていたという。

「ニューヨーク州保健省が一九九二年に行なった調査でも、代理母の四〇パーセントが失業中か生活保護を受けていることが報告されています。教育レベルにも格差があることがわかっています」とキンブレルは言う。

依頼者と代理母の関係に、階級差が存在していることは歴然としているのである。

代理出産は生命の奴隷化

アメリカでは、研究のために臓器を売ることは許されているが、移植のために臓器を売買することは禁止されている。しかし、精子は精子銀行で売買され、卵子も同じようにランク付けされて取引されている。そのうえ子宮までレンタルされ、それがビジネスになることは命への冒瀆《ぼうとく》だと、キンブレルは言う。

「私は、有償代理出産を、bioslavery（bio は生命、slavery は奴隷の意）と呼びます。生命を奴隷化しているからです。女性の子宮を、契約で商品化するのは奴隷と同じです。それをビジネスにすると、もう止まるところを知りません。

有償代理出産の場合は、妊娠する前から、赤ちゃんを産むと同時に依頼者夫婦に引き渡すという契約を結びますが、これは養子縁組法に違反します。最初から母親になる権利を代理母から奪っているからです」

第二章で扱った、カリフォルニア州のアナ・ジョンソンvsカルバートの裁判で、判事は「母親の定義は科学技術の進歩で変わりうる」と述べたが、キンブレルはこの意見にも反論する。この裁判では、依頼者夫婦の妻が母親、つまり遺伝的につながっている女性を母親としたが、その定義が正しいとするならば、現在行われている卵子売買においては、卵子の提供者が母親ということになる。そうなれば親子関係が混乱するばかりではなく、女性が子どもを産むという尊厳さえ軽視されることになるという。

「カリフォルニア州は州法によって、産みの母親が常に本当の母親であるとしているが、判事はこれを無視しています。産みの母親が、本当の親であるという定義を変えるべきではありません。この定義から離れることは危険です。でないと女性の子宮は、そこで赤ちゃんができ上がると人に渡すという単なるオーブンのようになってしまいます」

代理母を引き受ける女性は貧しい人が多いので、訴訟になったときに弁護士を雇う余裕がない。そういう代理母を無償で弁護する仕事もNCASは進んで引き受けた。NCASはアナ・ジョンソンvsカルバート裁判以外、一六のすべてのケースで勝訴している。裕福な依頼者夫婦や斡旋業者は、貧しい代理母が気持ちを変えようとすると、訴えると脅すこともある。そういう状況に陥らないように、代理母の利益を守ることもNCASの役割であった。

この組織の活動の中心は、主要な州で、有償代理出産を禁止する法律を通すことだった。あのノエル・キーンがオフィスを構える州から狙《ねら》っていったという。

「まず彼が最初に斡旋業を始めたミシガン州で禁止することに成功しましたが、キーンはすぐにニューヨーク州に事務所を移転させました。我々はすぐにニューヨーク州でも、ロビー活動をしたのです。憂き目にあった代理母に公聴会で証言してもらって、メディア戦略も積極的にやりました。それでニューヨーク州でも禁止することに成功しました」

キーンはフロリダ州でも開業したが、NCASはそこでも規制に成功した。

連邦法で全面的に有償代理出産を禁止すれば、アメリカのどの州でもできないことになるが、それは反対派にとって至難の業だった。

「養子縁組法は家族法の一部ですが、家族法はすべて州単位で制定されています。ですから、代理出産に関する法律だけを連邦法にしようとしてもまったくだめでした」

実際、一九八九年にバーバラ・ボクサー下院議員（カリフォルニア州、民主党）とヘンリー・ハイド下院議員（イリノイ州、共和党）が異例の超党派的連合を組んで、代理出産を禁止する法案を連邦議会に提出したが、まったく前進しなかった。

「だから代理出産については、州によってこれだけムラのある法律になったのです」

キンブレルたちが奔走して有償代理出産を禁止する州を増やしても、合法化している州がある限り、代理母を望む人々はその州へ行けばよいということになる。よしんば、全米で代理出産禁止の法律が成立したとしても、人々の目は今度は合法化している海外に向くだろう。「ブリーダー階級」を危惧するキンブレル自身も、それは十分に認識していることだろうし、ときには徒労感を感じることもあるかもしれない。

しかし、NCASが設立されてから二〇年、キンブレルは赤ちゃん市場に跋扈《ばっこ》する斡旋業者たちと、断固として戦う姿勢を崩していない。彼らの理不尽な拝金主義に心から憤りの声をあげる。

「キーンが最初に代理母斡旋のためにオフィスを開いたミシガン州では、代理母にも、依頼者カップルにも引き取られなかった子どもたちが児童養護施設に入れられました。この施設は州のお金で運営されています。キーンは当時年間一〇〇万ドルの収入を得ていましたが、自分が斡旋して生まれてきた赤ちゃんが入っている施設に一銭も出していません。そんな理不尽なことが納得できますか?」

第四章　代理出産で生まれた子どもたちの葛藤

■自分の出自に戸惑う子どもたち

思春期を迎えたマーケル家の子どもたち

代理出産で生まれた子どもたちは、その後どうしているのだろうか。自分の生まれてきた経緯を知った子どもは、そのことをどう受け止めているのだろうか。他人から卵子や精子の提供を受けて生まれた子どもは、親子の遺伝的なつながりの問題を含めて、自分の出自に深刻な混乱をきたしていないだろうか。

派手な赤ちゃん争奪戦や、親権争いの訴訟のことばかりが興味本位に取り上げられ、代理出産ベイビーのその後を追う取材はきわめて少なかった。今回取材を進めるうえで、私がもっとも大きなテーマとして取り上げ、自身の目で確かめたかったのは、代理出産によって生まれた子どもたちのことである。

マーケル家の歴史を追いつつ、代理出産の是非についてここまで書き進めてきたが、この章ではマーケル夫妻と子どもたちがどのような家族関係を築いてきたか、また子どもたちの本音はどうなのか、そのテーマに絞って取材の報告をしてみたい。

マーケル家の子どもたちは生まれたときから、世間の注目を浴びてきた。いや、生まれる前からかもしれない。長男のブラッドはニューヨーク州で最初に生まれてきた人工授精型代理出産による子どもだといわれている。双子のブレントとキンバリーにいたっては、テレビで放映されたドキュメンタリーで、キャシーが妊娠中の胎内の超音波画像も映し出された。

夫妻には取材が殺到した。双子が生まれてまもないころ、「グラマー」誌には、ブレントとキンバリーの大きな写真が表紙に掲載され、"Babies Bought & Sold"（「売買される赤ちゃん」）というタイトルの記事が出ていた。スーパーマーケットのレジの近くに置かれる著名な雑誌だ。テレビにも積極的に出演したが、そのたびに、「代理母は赤ちゃんの売買に相当する」という辛辣《しんらつ》な批判も受けた。彼らの周囲では常にカメラが回り続け、取材陣がつきまとい、プライバシーの尊重などまったくなかったと、夫妻は当時を振り返る。

それでも、自分たちの経験したことは、いわば「海図にない水路」を航海しているようなもので、先駆者としてこのような貴重で稀有《けう》な経験を語ることは社会のためになると判断して取材に応じたのだと言う。

子どもに真実を伝える難しさ

ブラッドは小学校に上がるころに真実を知らされた。

「私はブラッドが六歳のころから、彼がどうやって生まれてきたかを包み隠さず説明してきました。それについて嘘をつくことは許されないと思ったのです。小さいときから隠さずにきちんと説明することは親の義務です」

リンダは小さいブラッドにこんなふうに説明していた。

「私は妊娠できないから、親切な女の人のお腹を借りてあなたを産んでもらったのよ」

「どうしてお母さんは妊娠できないの？」

「お母さんのお腹が壊れちゃったからよ。だからね……」

ずっとこの繰り返しだった。

ブラッドは、ホーリーのことを“tummy mummy”と呼ぶようになった。tummyとは英語で「お腹」のことだ。幼児語で「ポンポン」という感じだ。ブラッドは、ホーリーのお腹から出てきたので、それがもっともわかりやすく、馴染《なじ》みやすい呼び方だったのだろう。しかし、幼いブラッドが自分の生まれたプロセスを完全に理解していないことはわかっていた。

真実を伝えることが、精神面で子どもに影響する覚悟はできていた。ただどう影響するかは想像できなかった。

出自を偽ることは、のちに発覚したときに親への不信を生むきっかけになるので、アメリカの養子縁組のケースでは、子どもに嘘をついてはいけないとよく指摘される。日本では、夫以外の精子を使って生まれてきた子どもに対して、親がその事実を隠そうとする場合が多いようだ。しかし、それは根本的に間違っているとリンダは力説する。

「親が隠しても、子どもは本能的に気づいています。特に人工授精型代理出産のように半分（代理母の血統が）遺伝している場合はわかります。隠すことは子どもにとってよくありません。子どもが出自を知ることは、もっとも基本的な権利です」

とはいえ、リンダ自身は普通に生まれて育てられた女性である。ブラッドの気持ちを完全に理解するのは不可能である。また親の視点と子どもの視点はまったく違う。子どもがどれだけ理解しているか、それを具体的に想像することはリンダにはできない。自分のしていることは正しいのだと思いたい反面、リンダ自身も葛藤していた。

ブラッドに責められることもあったからだ。

「ぼくには母親が二人いるのか。それぞれをいったいどう呼べばいいんだよ」

どちらもマミーでいいわ、とリンダは言い返したものの、ブラッドが自分のアイデンティティに混乱をきたしていることは、母親の目から見ても明らかだった。

「産みの母」との面会

マーケル夫妻は、ブラッドをいずれホーリーに会わせなくてはいけないと思っていた。

「いつごろ会わせたらいいのか。それは本当に難しい問題でした。早い時期に会わせて、ブラッドがさらに精神的に混乱してしまうかもしれないというリスクもありました」

出産の直後は斡旋業者に連絡を禁じられていた。その後、マーケル夫妻からホーリーに連絡をするようになったが、ホーリーの側でとても返事する気になれない事情があった。一九八八年にレイモンドという息子を産んだが、九二年に細菌性髄膜炎で亡くしてしまったからだ。不思議なことに、ブラッドも生後半年で同じ病気にかかったが、九死に一生を得て、運良く助かっていた。代理母として産んだブラッドは助かり、ブラッドに瓜二つだった自分の子は同じ病気で亡くなったのだ。運命の皮肉としか言いようがない。

その後は、ブラッドが多感な思春期に入り、面会は避けるべきだと夫妻は考えた。

結局、ブラッドがホーリーにはじめて面会したのは一七歳のときだった。もちろんホーリーも同意のうえだ。ホーリーは、その日が近づくと寝つくことができなくなったという。

「私はブラッドに絶対に嫌われると思い、会うのは死ぬほど怖かった。自分が産んでいながら、捨てたと思われるのではないか。絶対に恨まれていると思いました」

マーケル夫妻に一番望まれて生まれてきたのだから、彼らに育てられるのがベストであるとずっとホーリーは思ってきた。しかし、ブラッドからみれば、自分が捨てたことになる。そう考えると、ホーリーは精神的にひどく落ち込んだ。

ホーリーもブラッドも、二人が会った瞬間のことは一生忘れることはできないと言う。

並んで座った瞬間、すぐ隣にそっくりの親指があることに気づいたのだ。二人とも親指が異常に反る。二人で同時に親指を反らせてみたとき、ブラッドは興奮を隠し切れずに、こう叫んだ。「ぼくがどこから来たのか、これでやっとわかったよ」と。

ブラッドの葛藤

こんな生育体験をブラッド本人はどんな言葉で語るのだろうか。リンダにブラッドにインタビューしたいと申し出ると、すぐに彼を呼んでくれた。自分の部屋から、取材しているダイニングルームまでやってきたブラッドは、「ハーイ」と恥ずかしそうに私に挨拶をした。すでに二〇歳、大学生になっているブラッドは、顎鬚《あごひげ》を生やしていた。

「お母さんは、あなたが小さいころから、どうやって生まれてきたかを説明してきたと言っていますが、ちゃんと理解できたのはいつごろですか」

そう私が聞くと、リンダの顔がこわばるのがわかった。ブラッドが答えようとする前にリンダが「一三歳ぐらいでしょう」と口を挟む。

ブラッドはそれを否定できずに「それくらいかな」と小声で言う。寡黙で内気な青年なのだと思った。

「母親から、もう一人産んでくれた母親がいると言われてきたので、悪いことをすると二人の母親に怒られるとずっと思っていました」

他の子どもと違って自分には母親が二人いるという事実は、ずっと小さなブラッドを圧迫してきたのだろう。学校では差別されなかったのだろうか。

「ニュースで大きく報道されたので、そのたびに友達にからかわれました。『おまえの家には本当の母親はいない』とよくクラスメートに言われました。つらかったし、悔しかった。そうからかってくる友達を殴ったこともありますね」

テレビ番組では、ブラッドの「生物学上の母親は、別の女性である」というような表現をされた。ここでいう「生物学上の母親」とは、遺伝的につながっている母親、ホーリーのことだ。

少しずつ本音を語ろうとするブラッドの脇《わき》で、リンダは当時自分も悩んでいたのだと言いたげに、隙あらば口を挟もうとする。ブラッドを取材の場に呼んではくれたものの、やはり自分の子がつらい子ども時代の話を取材者に直接するのは、居心地が悪いようだった。

何を話されるか、気が気でならない様子が手に取るようにわかる。ブラッドの含羞《がんしゆう》や内気さが、その年ごろの青年にありがちなそれではなく、複雑な家庭環境の影響を受けたせいだとリンダは認めたくないような素振りだった。

一七歳のときに、生物学上の母親であるホーリーに会ったときの話も聞いてみた。

「最初はお互いにぎこちなく、変な感じがして、どう言葉をかけていいかわからなかった。でも、ホーリーの親指を見たときに、すぐにわかったんだ。この人とは遺伝的につながっているって確信したんだ」

そう話すとき、ブラッドの緊張した頬が少し緩んだ。産みの母親と会ったことで、長い間ブラッドを圧迫してきた心の重荷が少しだけ軽くなったのかもしれない。

ブラッドの初恋の相手は養子縁組の子どもだった。ブラッドも養子縁組の手続きをとってマーケル家の子どもになったので、同じ境遇の子同士、気持ちがよくわかったのだろうとリンダは言う。

「体外受精で授かった双子の子どもたちよりも、人工授精で授かったブラッドの心に与えた影響は大きいと思います。だから、生物学上の母親であるホーリーともよく会って、家族同様のつき合いをすることが、ブラッドのためにも必要だと思いました」

そう言いつつも、リンダの表情はこわばっていた。代理母のホーリーと「家族同然」のつき合いをすることは、リンダ自身にも葛藤があったからだろう。それはまるで、「良き母」になるにはつらい役目も引き受けねばと、自分に言い聞かせているような口調だった。

母に似た双子たち

双子の兄のほうの高校生のブレントとも会話ができた。ブラッドと比べると細く、蒲《ほ》柳《りゅう》に見えるが、性格は明るく、質問をしてもしっかり答える。

小学校三年生のとき、クラスの生徒の前で、自分がどのようにして生まれてきたかについてプレゼンテーションしたのだと、少し得意気に話してくれた。自分でも十分理解していなかったが、ビデオや図を使いながら、懸命に説明した。精子と卵子を体外受精させ、受精卵を子宮腔《くう》に移植するプロセスのことを、“embryo transfer”（胚移植）という言葉を使って説明すると、クラスメートは、みんなショックを受けて“Oh, my God!”と叫んだそうだ。その後は、魔法にかかったようにブレントの話に聞き入っていたという。

「校長先生まで教室に入ってきて、興味深そうに熱心に僕の話を聞いていました。そして、プレゼンテーションの最後に『ということで、僕が生まれてきたのは代理母であるキャシーのお腹からです』とまとめると、クラスのみんなから一斉に『ということはあなたのお母さんはキャシーになるんだね』と言われたんです」

ブレントは、学校でその日起こったことを親に話すような口調で、私に一生懸命説明してくれた。当時の記憶が鮮明に残っているのだろう。

「クラスメートだけでなく、先生でさえも最後に、産んだ人が母親であると言ったんですよ。違う、そうじゃないんだと、また一から説明し直して、遺伝的にも母親はリンダであると説明したのだけれど、わかってもらえませんでした」

そう言いながらブレントは哀しげな表情を浮かべた。

テレビでもよく報道されたので、子どもたちもちょっとした有名人になった。サインまで求めてくる生徒もいたという。常に好奇のまなざしを向けられてきた自分の人生を、ブレントはこんなふうに振り返る。

「自分は人と違う。“expensive baby”（高価な赤ちゃん）であると思うようになりました。

双子で五万五〇〇〇ドルもかかったんですから、他の子どもよりも自分たちのほうが価値があると思ってもいいでしょう？」

本当はそう思わないとやりきれなかったのかもしれない。「高価である」と思うことで、存在価値を見出しているように聞こえた。

「こういう代理出産という手段をどう思うか」と私が聞くと、ブレントは「条件をかなり厳格にすれば、選択肢として容認すべきだと思う」と即答した。

代理出産を否定することは、自らの存在を否定することになる。しかし「高価な子ども」の尊厳がいつまでもつのだろうか。それを考えると、子どもたちのアイデンティティの危うさを感じざるをえない。

また、数時間の取材の中で、マーケル家の生活ぶりに少し触れているあいだにこんな一幕があった。

邸宅の各部屋を案内されたとき、ピアノがある部屋に入ると「ブラッドはこういう楽器にまったく関心を示しませんね」とリンダはあきらめ口調で言った。

「下の双子は、体外受精ですから、遺伝的には私たち夫婦とつながっています。二人とも私とそっくりで、音楽が好きで、楽器もうまく、アートにも長《た》けています」

こう言うときのリンダは誇らしげだ。いかにも自分の家系は洗練されていると言わんばかりに聞こえた。反対にブラッドは、グレンの精子を使っているとはいえ、ホーリーの家系の影響のほうがはるかに強いとリンダは思い込んでいる。

「ブラッドは、警察や軍隊に強い関心があって、釣りも大好きです。野球や銃にも夢中ですけど、それはうちではなく、すべてホーリーの家系から来たものです」と断言する。

出自の違う兄と弟・妹たちは、母親のこうした無意識の「区別」を、どう受け止めているのだろうか。このときのリンダの話しぶりを聞いて、私は、マーケル家の子どもたちの心の内を案じはじめた。

子どもの福祉が最優先されるべき

マーケル家の子どもたちを取材してあらためて感じたのは、たとえ裕福な家庭に育っても、代理出産によって生まれてきたという事実を何らかのかたちで引きずっていることだ。

おそらく他の多くの代理出産ベイビーも、似たような心の痛みと闘いながら育ったのではないか。第三章で紹介したロリ・ルコアの子どもも、もう成人しているはずである。産みの母親である妹から奪い取るようにして姉が引き取っていった子どもである。そんな経緯をどこかで耳にして、育ての親を身勝手で無慈悲な人間だと思っているかもしれない。あのベイビーMの赤ちゃんも成長し、大学で宗教学を専攻して卒業したと聞く。彼女が宗教学を学ぼうと決めた背景には、自分の出自への疑問が何らかのかたちで影響したのではあるまいか。どんなに愛情をかけて育てても、出自に関する葛藤は子どもの将来に重くのしかかってくるものだ。

そう考えると、法廷闘争のなかで、宙ぶらりんになって誰も引き取り手がなかったり、あるいは、代理母と依頼者夫婦の間の争奪戦であちこちにたらい回しされたりした子どもたちの生育史が想像できるようだ。子どもが欲しくて代理母に頼んだものの、出産間際に離婚してしまい、「子どもはもういらない」宣言をした身勝手な人たちもいる。

たとえば、カリフォルニア州で起きたブザンカ事件は非常に稀有なケースであるとはいえ、出生子が犠牲になった、わかりやすいケースである。

ジョン・ブザンカとルアンヌは一九八九年に結婚して以来、数年間子どもをつくろうとしたもののできなかった。検査の結果、精子も卵子も問題があることがわかり、匿名の人から受精卵を提供してもらい、その受精卵を別の女性（代理母）の子宮に移植し、無事女の子ジェイシーが生まれた。そこまでは順調だったが、代理母がジェイシーを産む一ヵ月前にジョンとルアンヌが離婚。ジョンは自分がジェイシーの父親ではないと主張した。

カリフォルニア州の法解釈では父親になる条件は、遺伝的なつながりがあるか、養父になるか、あるいは子どもが生まれた時点で、その子どもの母親と結婚しているかのいずれかの場合であるので、ジョンはそのどのケースにも当てはまらない。一九九七年オレンジ郡高等裁判所は、「ジェイシーには法律上の親がいない」という判決を下した。二歳になるジェイシーは、いわゆるlegal limbo（法的に宙ぶらりん）といわれる状態が続いた。まさに「この子は誰の子？」状態である。

カリフォルニア州控訴裁判所の最終的な判断では、子どもをほしいと意図したジョンもルアンヌも生まれた子どもに対して責任があるとしたが、果たして親としての自覚や愛情がもてるのだろうか。無事育っていればジェイシーは思春期の多感な時期にさしかかっているはずだ。代理出産の抱える「この子は誰の子？」という命題は、そのまま「私は誰の子？」という子どものアイデンティティ・クライシスにつながるのではないか。それがもっとも懸念される。

HIVに感染していた代理母

また、代理母がHIVウイルスに感染していたため、生まれた子どももHIVに感染していることがわかり、七ヵ月間も引き取り手がないまま放置されたケースもある。

一九八六年、三二歳の女性が姉のために代理母になる契約を結んだ。あとで発覚したのだが、彼女には過去二年間、静脈注射による薬物乱用の歴史があったのである。このことは家族も知らない事実であった。「互いに性格も行動の仕方も熟知している」と思い込んでいる近親者ならではの盲点だろう。

姉の夫の精子を代理母に人工授精した医師たちも、その薬物乱用について知らなかったので、HIV検査をしなかった。姉の夫の側はHIV検査を受けたが、陰性と出ていた。妊娠五ヵ月のときに、担当の医師は患者の静脈注射による薬物乱用の事実を知り、HIV検査を受けるように説得。検査結果は陽性であった。彼女は、その情報を隠すことに決めた。子どもには感染していないかもしれないと。しかし、そう事はうまく運ばない。出産してすぐ子どもにも感染していることが判明。代理母を引き受けた彼女が何をしていたかが明らかになった。

そのあげく、姉妹で押しつけ合いが始まった。依頼者側は「この子は育てられない」と言い、代理母側も「この子がＨＩＶだとわかっていたら私は産まなかった」と、引き取りを拒否したのだ。結局、この子どもは代理母側の親戚に預けられることになったが、そのときにはもう子どもにエイズの初期症状が表れていたという。

どんな些細なことであれ、代理母と依頼者夫婦の間で揉《も》め事が起こると、犠牲になるのは、あきらかに生まれてくる子どもである。実際、障害のある子や病気の子が生まれて、依頼者にも代理母にも引き取りを拒否されたケースは多々あるのだ。そうなれば業者はさっさと子どもを児童養護施設に送ってしまう。

斡旋業者ノエル・キーンに関するものだけみても、代理出産によって生まれた子どもを児童養護施設に送った数は、少なくとも五件あるという。

彼らは本当に「いらない子ども」「価値のない子ども」なのか。そんな生い立ちを背負った子どもたちは、どう生きていけばいいのだろう。

子どもをリスクにさらすべきではない

代理出産を合法化し、ビジネスとして認めている国がある以上、まずはこうした子どもたちの人権を守り、福祉を充実させていく手段を考えなければならない。すでに生まれてきた子どもの福祉だけではない。まだ受精卵以前の状態にあっても、商品化して売買を行うことは、やがて育まれる命を平気で遺棄するような土壌を作り出す。そうしたリスクはできるだけ避けなければいけない。

振り返れば、第一章で触れたニューヨーク州の「生命と法律に関する特別調査委員会」が、子どもの福祉（利益）の最優先について、一九八七年にすでに報告書で述べている。

「生まれてくる子どもをリスクにさらす状況の中で、子どもをつくるべきではない」

代理出産を容認するかどうかの問題は、究極的には、親の子どもが欲しいという希求と、生まれてくる子どもの福祉を、いかにバランスをとるかということに絞られるだろう。幸福を追求する権利は誰にでも保障されるべきだが、代理出産の場合、生まれてくる子どもに精神的苦労をかけることは、すでにわかっていることだ。成長期の子どもに精神的な辛苦をなめさせることが子どもの福祉にかなっているとはとても思えない。代理出産のプロセスにおいて、究極の犠牲者は生まれてくる子どもなのである。

これはしごく真っ当な意見だと思う。親にはいろいろな選択肢があって、自分の願望や欲望をかなえるためにさまざまな権利を主張できる。子どもができなければ、最新の医学技術に期待をかけ、他人の子宮を借りてまで子どもをつくろうとする。しかし、そうしてこの世に生をうけた子どものほうはどうなのか。彼らには選択肢がないのである。

私はすでに代理出産で生まれてきた子どもを特別視するつもりは毛頭ないし、いかなる人間もすべて対等であると考えている。どんな犠牲をはらっても子どもが欲しいというのかどうかを、代理出産という手段を使う前に真剣に考えてほしいと思っているだけである。

代理出産という行為は、自分たちだけの問題で完結しない。権利を主張できない新しい命にどう責任をとるのか、その重さを考えてほしい。この件に関しては慎重になってなりすぎることはない。

第五章　各国の代理出産事情

■代理出産に厳しい欧州諸国

先進国のなかで比べると代理出産に関連する法の整備は日本がもっとも遅れているといってもいいすぎではないだろう。それだけ日本は、この人間の尊厳に関わる生命倫理の問題について十分議論をしてこなかったといえるかもしれない。日本はどうすべきかを考える前に、先進各国が代理出産に対してどういうスタンスをとってきたか、簡単にその歴史をたどってみたい。ヨーロッパではほとんどの国が、生命倫理に反するとして、有償代理出産は禁止している。禁止や罰則の内容はそれぞれ異なるので、主だった国の代理出産に関する姿勢を述べてみよう。

また生命倫理に厳しい欧州諸国に対して、インドやフィリピンなどのアジア諸国では、代理出産が医療ビジネスとして盛んになりつつある。欧米、日本からの「生殖ツーリズム」も急増しているという。

その一方で、アメリカ・イリノイ州では代理出産に関して「不妊カップルに朗報」ともいうべき新法が制定された。これについてはあとで詳しく触れたい。

望むと望まざるとにかかわらず、代理出産をめぐって世界は確実に動きつつある。現代日本もまたその波に引き寄せられているのだ。いま世界の代理出産事情はどうなっているのか、その結果どんなことが予測されるか、あわせて報告したい。

体外受精の発祥地イギリス

イギリスは、一九七八年世界で初めて体外受精に成功した、いわば体外受精の発祥地である。その責任を感じたのか、どの国よりも早く一九八二年に体外受精に関する委員会が設置された。メアリー・ウォーノックという哲学者の提起によるもので、二年後の八四年にはウォーノック報告書が提出された。これがそれ以降の議論の基盤になり、八五年に「代理出産取り決め法」、九〇年には「人間の受精および胚《はい》の研究に関する法律」（ＨＦＥ法）が立て続けに制定されたのである。

最終的にはこのふたつの法律により、代理出産そのものは禁止しないが、商業的な代理出産は禁止するということになっている。

これは代理母が報酬を受け取ることを禁止したばかりでなく、仲介者も報酬を受け取ってはいけないという内容である。もし仲介をするとすればボランティアでやるしかない。ただし、保険や医療費などの諸経費は、依頼したカップルが払うことになる。興味深いのは、代理母を募集する広告も、その逆の代理母をする意思があるという広告も罪になることである。

代理母から生まれてきた子どもの法律上の母親は、日本と同じように分娩者になるので、代理母が母親になる。だから、依頼したカップルが正式に親になるには、裁判所での親権決定の手続きをするしかないが、判定規準がＨＦＥ法に明記されているので、長期の訴訟には進展しにくい。また、依頼者カップルが、代理母の妊娠中に離婚した場合や、他の理由で、子どもの引き取りを拒否した場合、代理母が法律上子どもの養育の責任を負うことになる。このように、子どもが生まれた瞬間に子どもの法的な地位が決まっており、子どもの権利保護に大きな配慮がはらわれている。

全面禁止のフランスに解禁提案の波紋

フランスでは、一九九四年に「生命倫理法」が制定され、生殖補助技術への規制に国家が本格的に関与している。生殖補助医療で自然の生殖の本質を変えることは原則として認めていない。そのため、代理出産の契約は公序良俗に反するとして無効とされている。

代理出産によって生まれた子を代理母から依頼者夫婦に養子縁組することも無効であり、生まれてきた子に対する救済措置もない。換言すれば、代理出産で子どもをつくることは、子どもを窮地に追い込むことであるから行ってはいけない、という趣旨なのであろう。

さらに、代理出産の斡旋者に対しても刑法が適用され、子を引き取った親が、実子として出生を民事登録すると、三年の懲役にあたる犯罪になるという。

細かく定められた生命倫理法によって、代理出産にはこうした厳しい対処をしてきたフランスだが、ここ最近状況が大きく変わりつつある。二〇〇八年六月に、議会上院の調査班が、代理出産の解禁を提案したからだ。この提言のきっかけになったのは、二〇〇七年一〇月に、日本の高裁にあたるパリ控訴院が、アメリカで代理出産を実施したフランス人のメネッソン夫妻を、生まれた子どもの両親とする出生届を認める判決を出したことだ。この「メネッソン判決」は、フランス国内に衝撃を与えた。それまで国内外で代理出産によって生まれた子どもと依頼者夫婦の親子関係を争う裁判はあとを絶たなかったが、ここまで明確に依頼者夫婦の親権を認めた判決はなかったからである。

このケースは日本の向井亜紀さん夫妻の裁判とよく似ている。アメリカで代理出産によって得た子どもを得た向井さん夫妻は、帰国後実子として届出をしたが受理されなかった。そのため、不受理の取り消しを求める裁判を起こしたが、二〇〇七年三月、最高裁は出生届の不受理を認める判決を出した。この裁判は、フランスの「メネッソン判決」と法的判断は異なるものの、日本での本格的な議論のきっかけを作ったともいえる。

ともあれ、禁止国の代表格だったフランスが、限定的とはいえ、国として代理出産を解禁する法改正を検討し始めたのは、やはり時代の流れなのか。二〇一〇年に生命倫理法の見直しが行われる予定だが、この問題は大きな争点となるはずだ。

養子縁組は認めるドイツ

ドイツもフランスと同様に、生命倫理に厳しく、有償、無償にかかわらず、代理出産はすべて禁止としてきた。一九八九年に「養子斡旋、代理母斡旋禁止法」が制定され、九〇年には「胚保護法」ができる。これらは胚の実験利用、代理出産、受精卵の遺伝子治療、性選択、クローニングを禁止したものである。

代理出産契約は契約そのものが無効であるとし、無償の場合でも、斡旋者に対して、一年以下の自由刑または罰金が科せられる。営業目的で代理出産を斡旋した者に対しては三年以下の刑が科せられる。

ただし、海外での代理出産によって出生した子と遺伝的なつながりがある場合、養子縁組を認めるので、救済の道は残されている。厳格ではあるが、フランスよりも寛容であるといえるだろう。ただ前述したようにフランスにはいま、禁止の見直しをはかる動向が出てきている。フランスの動きによっては、ドイツ国内の世論にも変化が生じるかもしれない。

ちなみにスイス、オーストリア、デンマークなどでも、代理出産契約そのものを無効としている。

こうして欧州諸国を比較してみると、細かな対応は違っても全般的に生命倫理を重視し、代理出産には厳しい姿勢をとっていることがわかる。

しかし、だからといって欧州諸国で、何としても子どもが欲しいと代理出産を望むカップルが少ないわけではない。むしろどの国にもそうしたカップルはいて、彼らは規制の緩い海外に救いを求めるようになる。フランスでも毎年一〇〇組以上の夫婦が代理母を求めて外国に渡っているという。そうした事情は日本も同じだ。

いまやインターネットで世界のどんな情報も手に入るし、遠く離れた国の斡旋業者にコンタクトをとることも可能だ。そうした情報社会の環境を考えると、厳しい罰則のある国でも、水面下で多くの代理出産ベイビーが生まれていることは容易に想像ができる。

■アメリカの代理出産最新事情

代理出産の最前線イリノイ州

アメリカでは、実際のところ、代理出産について明確な法律がない州、有償代理出産を禁止している州、代理出産の契約そのものを禁止している州など、州によって対応は多種多様である。またカリフォルニア州のように判例のみ存在する州もある。

アメリカ中部のイリノイ州では、「画期的」な法律が二〇〇五年に施行されているので、ここで詳しく触れてみたい。体外受精型代理出産法という新法で、代理出産を厳罰とするフランス法とは、さまざまな点で対極に位置する。

まずこの法律が適用される依頼者の範囲が先進的だ。婚姻関係にある夫婦に限定せず、同性愛のカップルでも、配偶者のいないシングルの男女でも構わないというのだ。たとえば、依頼者がレズビアンのカップルの場合、どちらかの卵子を第三者の精子と受精させ、代理母に移植すればよいとしている。独身者は自分の精子か、卵子を使用する。つまりこの法律が適用されるためには、少なくとも依頼者のひとりと子どもが遺伝的につながっていること、またさらに代理母の卵子を使用しない、ということが条件なのだ（代理母の卵子を使用する場合、つまり人工授精型の代理出産となると、この法律は適用されず、イリノイ州では養子縁組法の対象となる）。

この法律によれば、まず「親になろうとするものが子どもをもつには、体外受精型代理出産が医学上必要である」という、イリノイ州の医師の宣誓供述書がなければならない。

たとえば、生まれつき子宮がないとか、子宮がんで子宮を切除したとか、そういう正当な理由を証明するものだ。

代理母をする女性は、二一歳以上で、少なくともいままでに子どもを一人産んでいるという条件を課せられる。加えて、代理母としての適性の観点から、医学上、心理学上の査定を受けなければならない。代理母は、依頼者カップルの弁護士とは、利害関係のない独立した弁護士を必ずつけなければならないという条件まである。

そして最大の特徴は、代理母の弁護士と依頼者カップルの弁護士が、契約の条件を満たすことを証明すれば、子どもの誕生の前に、依頼者と親子関係が確立できることである。

依頼者が出生前に親子関係を確立できるのはイリノイ州だけだ。代理出産を条件つきで容認する法律をもつ州はイリノイ以外にもあるが、たとえば、フロリダ州では、代理母が子どもを手放すかどうか決定するのに、出生後四八時間、猶予が与えられる。ニューハンプシャー州では七二時間のうちに代理母は自分の意思を決めればよいとされている。

こうみると、二〇〇五年に施行されたイリノイ州の代理出産に関する法律がいかに簡単な手続きで、法的な親になることができるかわかるだろう。しかも、代理母の診察や依頼者カップルの妻からの採卵手術など、医療行為がイリノイ州で行われれば、イリノイ州民でなくてもいいのだから、これからカリフォルニア州と並んで、代理出産の中心地になるかもしれない。

興味深いのは、イリノイ州に隣接するミシガン州では、有償代理出産が完全に禁止されていることだ。第三章で述べたように、ノエル・キーンが健在のころ、アンドリュー・キンブレル率いるNCASが、率先して禁止法制定に向けて活動した州だ。州境を挟んで、ここまで相反する法律が認められているということは、いかにもアメリカらしい。

生まれてくる子どもの人権を守る

さて、イリノイ州のこの法律ができるまでに、陰で多大なる活躍をしたのが、現在三八歳になる若手女性弁護士、ニドヒ・ディーサイだ。シカゴにある法律事務所でディーサイに直接話を聞いた。

「アメリカでは、半分くらいの州で、禁止や規制など代理出産に関する何らかの法律がありますが、イリノイ州にはありませんでした。弁護士として、養子縁組、卵子提供、代理出産に関する契約に直接関わってきましたが、代理出産については、法の整備が必要だとずっと感じていました。つまり、代理出産に関わるすべての関係者が守られる法律が必要であると常々痛感していたのです。

私のところに来るクライアントには、子宮がんにかかり、子宮を摘出したために、妊娠・出産が不可能な女性もいます。そういう人を合法的に助けたかったのです。技術的には可能なので、あとは法の整備の問題でした」

代理出産に関する他州の法律と比較すると、前述したように、イリノイ州のそれは、誰が法的な親になるか、という点でもっとも手続きが簡潔である。

ディーサイは続ける。

「この法律ができるまでにも、代理出産のケースを扱うことがときどきありましたが、なかには、生まれてきた子どもに問題があるケースもありました。そういう場合、依頼者は契約を破棄しようとして、問題のある子どもを引き取ろうとしないのです。そのときは裁判所が、誰が法的な親になるかを決めなければなりませんが、この新しい法律では、依頼者が法的な親になるので、そこで裁判所が介入する必要もないのです」

逆にいえば、代理出産でどんな子が生まれてきても、依頼者が引き取る義務があるということになる。この法律によって、「望まれない子」が生まれてきても、児童養護施設に送られる心配はないということになる。

代理母の苦痛は軽減されるのか

イリノイ州での新しい法律は、生まれてくる子どもの人権を擁護する意味では、非常に合理的にみえる。代理母の人権も守られており、以前のように母体に異常や危険があるのに出産を強要されることはない。依頼者側も出産前から子どもの親権が決定しているので、赤ちゃん争奪戦などの泥沼に引き込まれずにすむという安心感もあるだろう。

しかし、裏を返せば、代理出産の契約を結んだ時点で、代理母側が子どもの母親になる権利を手放すというドライな法律でもあるのだが、果たして生身の人間がそうドライに割り切れるものだろうか。子どもの誕生後、一年間は親権を求めて法廷で争うことも可能だという条項が入っているものの、いったん手放した権利を取り戻すプロセスは険しいことの想像がつく。ディーサイは「代理出産のための画期的な法律」と目を輝かせるが、代理母側の心身のリスクを考えると、やはり依頼者側に有利なように作られた法律の感は免れない。

ただ、妊娠中に代理母と赤ん坊との間にできる関係の深さや、赤ん坊を連れていかれたときの大きな喪失感や悲嘆について、依頼者側の理解は深まってきてはいるようだ。

二〇〇五年七月一三日付の「シカゴ・トリビュン」紙によると、全米で毎年一〇〇〇以上の代理出産が行われ、その結果、ベイビー・シャワーという赤ちゃんをお披露目するパーティーに代理母も招待することが増えてきているのだそうだ。そうしたオープンなつき合い方が代理母の心の負荷を軽減し、代理出産につきまとう悪いイメージを払拭するのに役立っているらしい。やがては社会が代理出産で生まれた子どもたちを色メガネで見ずに自然に受け入れることにもつながる。

記事中、代理母や依頼者カップルのカウンセリングを二三年間してきた心理学者のヒラリー・ハナフィンがこうコメントしている。

「こうした代理母を巻き込んだセレモニーは、赤ちゃんを手放す代理母や、引き取って育てるカップルの精神的なニーズを満たします。代理母の精神的な回復は依頼者カップルが彼女をどう扱うかに関係することがあるのです」

それはヒラリーの言うとおりだろう。しかし、イリノイ州でこうした前向きな法律ができる一方で、アメリカが牽引するグローバリゼーションは、ベイビー・ビジネスに世界の貧しい国の人々を巻き込み、危うい方向に向かわせようとしている。その最前線では、代理母の心のケアなど一切お構いなしの「取引」が行われているのである。

■アジアに広がる生殖ツーリズム

インドへ代理出産をアウトソーシング

インドでの代理出産といえば二〇〇八年八月にマスコミにも取り上げられた日本人夫婦の事件を思い出す人は多いだろう。

インドで代理出産を依頼した四〇代の日本人夫婦が出産の約一ヵ月前に離婚し、生まれた女の子がインドから出国できなくなったという事件だ。この夫婦は、インドの医師の紹介で匿名のネパール人女性の卵子を提供してもらい、インド人の代理母と契約を結んだ。トラブルの原因は夫婦の離婚にある。インドでは離婚して独身となった男性は、親権を得ることはできない。また生まれた子は、父母のどちらかがインド人でないとインド国籍も取れないため、赤ちゃんは無国籍となり、旅券も取得できない事態に陥ってしまった。

女児誕生の三ヵ月後、一〇月一六日にインド政府が女児に日本への渡航許可証を発行、それを受けて日本大使館に査証を申請し、無事出国できる運びとなった、このニュースは、海外のメディアでも大きく取り上げられており、女児の出国禁止を長引かせるのは得策ではないと、インド政府も考えたのだろう。

何しろインドでは国をあげて生殖ツーリズムを奨励し、いまや代理出産市場は、外貨獲得のための重要な産業となりつつあるのである。インドだけではない。タイ、ネパール、ペルーなど、欧米諸国と比べ経済格差のある国々でも、同じように市場が広がっている。

インドの代理母が一回の妊娠で、外国人の依頼者夫婦から受け取る報酬の相場は三〇〇〇〜五〇〇〇ドルで、これは彼女たちの年収の六〜八倍に相当するという。逆に依頼主の外国人夫婦にとっても相場の三分の一から五分の一で「子どもが授かる」とあっては、この国の代理母に依頼が殺到するのも無理はない。

グジャラート州の保健分野の元高官は、こうした代理出産の国外からの需要に、「これはお互いにメリットがあるやり方だ。完全に資本主義的産業であり、何も非倫理的なところはない」と述べている（「ロサンゼルス・タイムズ」二〇〇六年四月一九日）。

インドは二〇〇二年から、代理出産の商業化を合法としたという。国家レベルで代理出産を成長産業と認識し、もうとどまるところを知らない。「生殖ツーリズム」を含め、インドの生殖ビジネスは、年間六〇億ドルの産業に発展する可能性があるという。

皮肉にも“The Cradle of the World”（世界の揺りかご）と名づけられた、グジャラート州アナンド（デリーから飛行機で一時間半、車でさらに一時間半のところにある、人口約二五万人の町）は、代理出産の中心地として知られている。この町で産婦人科クリニックを営む、ナヤナ・パテル医師は、多くの代理出産を手がけてきた。

パテル医師が代理母に課す規準は、一八～四五歳の健康な母親であること。妊娠、出産を経験して、すでに子どもがいる女性なら、出産時に子どもを手放すことでのトラブルが少なくなるからだ。代理母の卵子は絶対に使わない。母親になる女性の卵子か、代理母以外の匿名の女性から提供された卵子を使う。

インドがいまやアウトソーシング天国であることはよく知られている。電話のカスタマーサービスだけではなく、企業の経理業務もインドで肩代わりしてくれるという。インターネットがこのアウトソーシングを加速させたことはいうまでもない。

そして、ついに代理出産のアウトソーシングまで登場したというわけだ。グローバル化は各国間の経済格差を利用するかたちで進行しているが、ベイビー・メイキングのグローバル化も結局は何ら変わらない。高度な（生殖）技術とローテクで低賃金労働の組み合わせ。卵子提供も精子提供も国境を越えて行われ、代理出産がグローバル経済の波に乗るのは時間の問題であった。

お金が第一の目的

パテル医師は、「お金が代理母をやる第一の目的である」ことを率直に認める。もし報酬がなければ、そんなことをやる人はいないと言い切る。

二〇〇八年九月二一日にフジテレビの「サキヨミ」で放送された「インドの代理出産事

情」のなかで、インド人代理母の一人は「代理母は、貧乏な女性にとって、良い仕事です」と明言し、一回の出産で年収の八倍の報酬を手にし、家を建てたことが報じられた。一方パテル医師は、代理出産について「ビジネスだとか、子宮のレンタルだとか、貧しい女性の搾取という言い方をやめていただきたい」と訴えた。しかし、こうした現実をビジネス以外の何と呼べばいいのだろうか。

それどころか、パテル医師は文化的要素も関係していると強調する。

「子孫を残すことが、ほとんど神聖な義務と思われているインド社会では、子どもがいない人に対する共感がもてます。そして、現世で行う善行は、来世で報われるというヒンドゥ教の教えの影響も大きいでしょう」（前掲「ロサンゼルス・タイムズ」）

この文化的要素がインド人の代理母の共感を呼んでいるとはにわかに信じがたいが、そのようにいえば、確かに聞こえはいい。

生殖のグローバリゼーション

アメリカやヨーロッパから代理母を求めて、アナンドにやってくる夫婦が急増している。

こうした生殖グローバリゼーションともいうべき現状に対して、「ボストン・グローブ」紙のコラムニスト、エレン・グッドマンはこう嘆く。

「我々が越えている境界線は地理的なものばかりではありません。倫理の境界線も越えています。今日、グローバル経済はすべての人を、まるでそれが唯一の共通の利益であるかのように、より安い取引を探し求めて奔走させています。その結果、人間性が経済の犠牲になり、人が商品となって売買される『市場』が出現したのです」（二〇〇八年四月一一日）

NCASのアンドリュー・キンブレルが、「ブリーダー階級」という社会層ができることを懸念していたが、もうそれは現実となっているのだ。

『ベビー・ビジネス―生命を売買する新市場の実態』の著者で、コロンビア大ビジネス・スクールのデボラ・L・スパー教授は、"Where Babies Come from : Supply and Demand in an Infant Marketplace"（「赤ちゃんはどこから来るのか―赤ちゃん市場における需要と供給」）という論文の中で、生殖グローバリゼーションを肯定的にとらえた見方をしている。

「生殖産業は、いくつかの点でパーソナル・コンピューターやDVDプレーヤーの市場と類似している。最初はぜいたく品と考えられていたが、大衆市場に移行し、メーカーにさ

らなるイノベーションの資金を提供する利益をもたらした。（中略）
二〇〇一年には、アメリカでは四万一〇〇〇人の子どもが体外受精で生まれてきたが、約六〇〇〇人が提供された卵子を使い、六〇〇人近くが代理出産、つまり借り腹で生まれた。
生殖というものは絶対に売るものではないと主張し、この赤ちゃんビジネスの存在そのものを嘆く人もいる。生殖科学の最先端技術は、自然のルールを破り、関係者全員の品位を下げると主張する人々も少なくない。しかし、ベイビー・ビジネスはしっかりと存在し、しかも成長の一途をたどっている」（「ハーバード・ビジネス・レビュー」二〇〇六年二月号）
赤ちゃん市場は明らかなビジネスと主張する立場をとるスパー教授の分析は、いかにも経営学を専門とする学者らしいドライなものだ。あえて生命倫理には触れようとせず、現実として市場が成立している以上、そのなかで積極的に枠組みを考えていくべきだという論旨だ。しかし、パソコンやＤＶＤと同様に、とどまるところを知らないベイビー・ビジネスを「成長」と呼んでいいものだろうか。その割り切りには危ういものを私は感じる。
三〇〇〇ドルから五〇〇〇ドルの報酬は、一人当たりの年間所得が五〇〇ドルである国では一財産であるから、これからもますます活況を呈することは必至である。相場が安いというだけではない。インドの代理母は、麻薬やアルコール、タバコの弊害が少ないということで、欧米の夫婦に人気が高いという。

その裏では闇マーケットでの詐欺や搾取も横行し始めているという。インターネットで代理母が依頼者を募り、現地のクリニックで体外受精を行い、妊娠したと偽って契約金を騙し取るケースも多いと聞く。クリニックと結託して、ネットで依頼者夫婦に妊娠した胎児の超音波画像まで送って信用させるというから手が込んでいる。また、報道ではインドの代理母は一回の出産で年収の数倍稼げ、家が建てられると強調するが、クリニックや斡旋業者が大半を搾取してしまい、代理母本人にはわずかしか渡らないというケースも多々あるようだ。

グローバリゼーションのつけは必ず弱者が払う仕組みになっているのだ。途上国を巻き込んで膨張する代理出産ビジネスの行く末を考えると、暗澹《あんたん》たる気持ちになる。

第六章　生命操作はどこまで許されるのか

■原則禁止のなか、混迷する日本の法整備

法整備の遅れた日本の現状

インドで代理出産を依頼し、離婚してしまった日本人夫婦の話を紹介したが、子どものできない日本人カップルが海外に代理母の伝《つて》を頼るのはいまに始まったことではない。多くの日本人が海を越え、高額の斡旋料を支払って代理出産ベイビーを連れ帰っている。そのなかには、向井亜紀さん夫妻など、マスコミで話題となったカップルもいる。

そうした裕福な日本人を相手に、アメリカで赤ちゃんブローカーを営んでいる日本人業者もいる。現状からいえば、日本も「生殖グローバリゼーション」の波に呑まれていることは疑いようがない。

しかし、いかに法の目を逃れた生殖ビジネスが世界に広がっているとしても、日本には代理出産に関する法律はまだできていない。代理出産に関してこれだけ主要国で立法措置

が取られているにもかかわらずだ。日本国内では代理出産は「原則禁止」の状態とされているが、きちんとした法整備ができていないため、違法にはならないのである。

厚生科学審議会の生殖補助医療部会が二〇〇三年四月に報告書を出したあと、厚生労働省は「代理出産禁止」の法制化を試みようとしたが、立法府の猛烈な反対に遭い、提出することさえできなかった。

二〇〇八年四月に日本学術会議が「生殖補助医療の在り方検討委員会」の提言を発表した。提言の一〇項目の具体的な内容は巻末で紹介するが、「代理懐胎（代理出産）は原則禁止」としながらも、子宮に異常のある限定的なケースに関しては、試行的実施を考慮した内容になっている。親子関係の決定や子どもの福祉などにも触れてはいるが、容認事例が非常に限定的なので、この事例に当てはまらない多くの不妊カップルにとっては、代理出産禁止提言に限りなく近いかもしれない。

条件付きで容認を求める国会議員たち

一方、自らの不妊治療を公表し、子どものできない女性たちの代弁者となってきた野田聖子議員と、小宮山洋子議員は、代理出産を条件付きで認める法案を検討してきた。二〇〇五年から「生命倫理と生殖技術について考える超党派勉強会」を連携して作り、新たに「代理出産の法整備を進める超党派勉強会」と称して、二〇〇八年五月から七月までに五回の勉強会を開催している。こうした活動を受け、「読売新聞」は、代理出産に関する法整備について、二〇〇八年五月一七日に報道している。

「妻以外の女性に妊娠、出産を依頼する代理出産に積極的な超党派の国会議員による勉強会（野田聖子会長）は、代理出産を条件付きで認める法案を、今秋にも議員立法で国会に提出する方針を固めた。生命倫理に関する問題のため、臓器移植法と同様に党議拘束を外した形での採決を目指す。法案には、代理出産の実施が認められる医学的な条件や、生まれた子どもの親子関係をどうするかなどを盛り込む」

本書執筆の取材のため、二〇〇八年一二月野田聖子事務所にその後の経過を質問してみると、この問題に関しては連携して動いている勉強会の幹事長の小宮山洋子事務所から返事があった。法案はいつ国会に提出する予定かという質問には、「当初は、臨時国会での提出を想定していましたが、夏から秋にかけての政治情勢により、提出の見通しは立っていません」というそっけない返事だった。

当時は、突然の福田康夫首相の辞任から始まった政局混乱の時期にあって、それどころではないという様子だった。代理出産容認に向けての条件付けなど、法案の内容についても聞いてみたが、「法案も、素案もできていませんし、容認の範囲などの詳細な制度設計はまだ行っていません」という、かなりトーンダウンした答えが返ってきただけだ。

メンバー内での大きな意見の対立はなく、問題意識や今後の方向性は共有しているとのことだが、この議論も当分先送りされるのだろう。二〇〇九年三月、再度取材を試みても回答はなかった。

■日本で唯一の代理出産実践者

日本初の代理出産ベイビー

新宿から、特急スーパーあずさで二時間ほどで、都会の雑踏からほど遠い、下諏訪《しもすわ》駅に着く。そこからタクシーに乗って五分ほどでアルプスの山々を背景にして建つ「諏訪マタニティークリニック」に着く。院内に一歩足を入れると、広々としたロビーが目の前に現れる。柱に掛けられた板には大きく「おとうさんのちから　おかあさんのぬくもり」と書かれ、そのひらがなの丸い文字に安らぎを感じる。

日本産科婦人科学会や、日本学術会議の検討委員会が代理出産禁止の流れを作るなかで、日本でただ一人、代理出産の実践を公表しているのが、この諏訪マタニティークリニックの根津八紘院長だ。

二〇〇一年に当院において姉妹間での代理出産による一児が誕生し、その赤ちゃんの養子縁組が済んだところで、同年五月に根津医師は「国内初の代理出産ベイビー誕生」を公表した。一九九六年の体外受精施設開設以来、一五〇組近くの相談があったなかで、最終的には一五組の不妊カップルが代理出産に挑戦し、そのうち八例が出産に成功したと、根津医師は報告している。

いずれの依頼母も先天的、後天的に子宮がなく、妊娠は不可能と診断されている。この依頼母の代理出産を引き受けているのは、実母、実姉妹、義姉妹と、近親者だけで、まったくの他人の代理母、あるいは金銭の絡んだ契約は存在しない。それが根津医師のポリシーのようだ。

前述した日本学術会議の報告書が発表されたとき、根津医師は「代理出産を必要とする当事者の意見がほとんど反映されていない。いま現に精神的に苦しんでいる不妊患者への配慮が決定的に欠けている」と記者会見で反論、さらに「厚生労働省が実施した国民意識調査で代理出産を容認した五四％の民意を無視したものだ」と批判した。

「五四％の民意」とは、本書冒頭で紹介した厚労省の二〇〇七年の国民の意識調査で、妻が子どもを産めない場合に夫婦の受精卵を使って他の女性に産んでもらう代理出産を、「認めてもよい」とした回答が五四％あったことを指す。また同年四月に実施されたNHK世論調査でも、「代理出産で生まれた子どもを、受精卵を提供した夫婦の子どもとして認めるべきだと思うか」という問いに対して、五六％の人が「認めるべきだ」と回答し、この厚労省調査の結果を裏付けている。

こうした調査に力を得て根津医師は「民意」という表現を使ったのだろうが、冒頭でも書いたように、私はこの民意に懐疑的である。実態をどこまで知っての「認めてもよい」

なのか。本書でいままで紹介したような悲惨な代理母の体験や、卵子や精子の高値取引、闇マーケットを含んだ「赤ちゃん市場」の実態を知っても、果たして同じような結果が出るのだろうか。私には、こうした調査結果は、子どもを産めない人への日本人らしい同情や共感といった程度にしか受け取れない。

私は二〇〇六年にも、代理出産のテーマで根津医師を取材している。そのときは姉妹間の代理出産を行っていたが、いまは依頼者夫婦の妻の実母のみに限定しているとホームページにある。あれからどんな事情でそうなったのか。ともあれ、日本産科婦人科学会を敵に回しても自らのポリシーを貫こうと孤軍奮闘している根津医師に会って現場の事情を聞きたいと、再度取材を試みたのである。

営利目的の代理出産には反対

土曜日の昼下がり、外来診療時間外に根津医師の話を聞いた。インタビュー中もひっきりなしに根津医師の使う院内ＰＨＳに電話がかかってくる。

まず、代理出産を実施するうえで、一番重要なことは何かを率直に聞いてみた。

「生命に関するものを絶対に営利目的で行ってはならないということです。代理出産はその大原則を確立したうえで、慎重にやっていくべきです。子宮が生まれながらにしてないロキタンスキー症候群の女性や、子宮がんなどで子宮を摘出してしまった女性は、代理出産でしか自分の子を手にすることができません。

日本では、日本産科婦人科学会の会告によって代理出産は原則禁止状態におかれているので、その結果、多くの夫婦は海外に活路を求めざるをえませんでした。私は、外国に依存したままという日本の現実に矛盾を感じ、また当事者から相談を受けたことで、ますますこのことを真剣に考えるようになりました。そこで、一九九七年に依頼者夫婦の受精卵による代理出産の窓口を開設したのです」

ゆっくりと落ち着いた口調で話し始める根津医師。「営利目的で行われる代理出産には処罰をもって臨む」という点においては、学術会議の方針と一致している。

二〇〇一年、このクリニックで生まれた国内初の代理出産ベイビーは、姉妹間で実施されたものだ。子宮摘出手術を受けた実姉のために、妹が自ら申し出たという。姉は妹から代理出産の話を提案されたとき、その気持ちに感謝しつつも、決心するまで長い時間がかかった。出産の危険性を誰よりも自分がよく知っていたからだ。彼女は、妊娠一〇ヵ月目に入ろうとしたところで、突然出血し、子宮摘出手術を受けた。自分の命は助かったが、赤ちゃんは亡くなった。そんな姉を説得した妹が、根津医師に手紙を書き、代理出産を願い出たのだ。手紙を受け取った根津医師は、数週間後に姉夫婦と妹夫婦に面談し、代理出産のリスクや危険性について説明した。これは姉夫婦と妹だけの問題ではなく、両者夫婦の問題でもあるからだ。四人の決心が固まってから、姉夫婦の受精卵を妹の子宮に注入、二度目で着床に至った。翌年、妹は姉夫婦の子を、無事出産した。

この施設に代理出産を希望して、手紙、ファックス、メールにより依頼してきたケースは、一九九七年から二〇〇八年七月までに一五〇以上もあった。そのなかで実際に代理出産に踏み切ったのは一五例だ。一五例を依頼母の原因疾患別にみると、先天的なものでは、ロキタンスキー症候群が五例、重度子宮発育不全が一例、後天的なものでは子宮体がんと胎盤早期剝離・DIC（播種性血管内凝固症候群）が二例ずつ、子宮破裂が一例。さらに子宮筋腫《きんしゅ》のために子宮全摘出をした女性が四例ある。これらの例は、先天的にせよ、後天的にせよ、このクリニックのガイドラインである「精子も卵子も採取可能な夫婦で、かつ妻に子宮がないために実子を得られない」場合に相当している。

姉妹間の代理出産を中止した要因

このクリニックでは、代理母は、実母、実姉妹、義姉妹と、近親者に限っていたが、二〇〇三年からは実姉妹、義姉妹による代理出産は行っていない。何かトラブルが発生したのだろうか。

「代理出産は法的に禁止はされていないものの、公に認められていないため、当事者には他人に話すことができないことによるストレスがどうしても生じますし、説明もうまくできないでしょう。代理母側にもともといる子どもが二〇歳くらいになっていれば、事情を理解できるでしょうが、そうでない場合非常に難しい。子どもからみると『なぜ、赤ちゃんと引き離されるの?』と思うでしょう。その子どもには、弟や妹を取られたという意識が残ります。実母であればそういうことはないし、たとえ障害をもった子が生まれても、孫として受け入れる心の準備はもちやすいはずです」

そんな根津医師の話を聞いて、私はマーケル家の代理母をしたホーリーを思い出した。

彼女の幼い娘は「私の弟を取らないで」と、病室で泣き叫んだのだ。自分の子どもへの悪影響、これは子どものいる代理母が背負う大きなリスクの一つだろう。

また、代理母側の日常生活に支障が生じ、それが夫婦間のトラブルの元になったことも、姉妹間の代理出産をやめた要因になったという。

「実際にそういうトラブルがありました。流産したら大変なことになるからと、気軽に家族旅行にも行けない。つわりがひどくなっても他人に言えない。いくら姉妹とはいえ、代理母をしている女性の夫からみると日常生活で我慢しなければならないことが多々出てきます。『こんなつもりじゃなかった』という代理母の夫もいました」

代理母の夫にとっては自分の子でもないのに、日常生活や性生活に我慢を強いられる。外に行って子どもが話をしないように言い聞かせたり、嘘をついたりすることも、代理母側の家族には大変なストレスになる。そうしたトラブルを防ぐガイドラインがあるとはいえ、「こんなはずではなかった」ということは、いくらでも起こりうる。

「夫と幼い子どもを残して代理母が死亡したり、後遺症が残ったりと、もし万が一のことが起きた場合、いくら当事者が覚悟はしているといっても、そうした責任はとり切れないだろうと考えました」

今度は、代理母を引き受けて亡くなったデニス・マウンスの母親、パトリシアの顔が脳裏をよぎる。根津医師の言うとおり、代理母には死のリスクが伴うのである。

娘のために死んでもいいという覚悟

「妊娠・出産が命がけの行為であることは、医療の発達した現在でも変わりません。妊娠中何が起こるかわかりません。ですからいま現在は、娘のために死んでもいい、という実母だけに限っています。実際に代理母をするにはそのくらいの覚悟が必要です」

こう根津医師は言い切る。代理母の身体的危険が生じた場合、代理母の命を優先することは大前提としても、出産前に依頼者夫婦が死亡した場合どうするか、また代理母が死亡した場合どうするのか、そこまできちんと話し合って進めるという。二〇〇三年から代理母を実母に限っているので、これを実行できる夫婦はかなり限られてしまう。

結婚と同時に子宮がんが見つかり、子宮摘出を受けた娘のために、実母が代理出産をしたケースがある。娘からのメールには、卵巣は温存されて排卵もあること、実母が自分のために代理出産をしたいと希望し、家族も同意していることが書かれていた。当事者たちとの面談、十分な話し合いののちに実施に踏み切った。実母の子宮の状態をホルモンでコントロールし、着床可能な状態にして、受精卵を移植すると、一回で着床し、無事出産に至った。

いままでメディアは、根津医師を「代理出産賛成派の旗手」として、派手に報道してきた。一般の人もそう思っているだろう。しかし、ガイドラインは厳格で誰もが代理出産を利用できるわけではない。根津医師が実施しているのは、依頼者カップルの妻に子宮がない、精子、卵子も採取可能という条件で、夫婦の受精卵によるものだけである。アメリカで日常茶飯事に行われている夫婦以外の卵子や精子提供による代理出産は行っていない。

実母の場合でも事前に綿密なカウンセリングを行い、信頼関係を築いて代理出産のリスクを十分理解した場合にのみ、医者と当事者の自己責任の範囲で行うという。実母となると高齢になるので、事前に人間ドックなどで全身を検査し、健康であることを確認してから開始すること、妊娠した場合妊娠七ヵ月ごろから、付属宿泊施設に滞在してもらい、毎日母子の健康チェックを行い、異常が発生すれば即病院に入院できるようにすることなど、細かく取り決めがなされている。また、出産後も、生まれた子どもの養育に配慮し、子どもが理解できるようになった頃に必ず告知することを、誓約の一つとしている。

いま、日本国内で代理出産の実施を公表しているのは諏訪マタニティークリニックだけだが、他でもどうやら水面下で代理出産が行われているらしい。そこでは秘密裡《ひみつり》に高額の金銭授受も行われているかもしれない。そんな現状に、「公にしていないなかで代理母が妊娠中に亡くなるとか、障害児が生まれてきて、引き取りを拒否されるという出来事が起きたら、誰が責任をもつことになるのか」と、根津医師は語気を強める。

いま何より必要なのは法整備

そして、いまは何より法整備が必要と指摘する。

「とりあえず、法整備がされていない日本の代理出産を考えるとき、当院ではまず、実母による代理母の場合だけを考えて、これが将来の突破口になればいいと思っています。いずれはボランティアの人が安心して代理出産に関わっていけるシステムを作ればいいのです。

法整備のなかには、保障制度、保険制度に関する条項も入れる。もし悪用されたり、脅迫されたりするようなことがあれば処罰する、というような条項も入れるべきです。強制的に自分の女に代理母をやらせたり、海外から来ている人に代理母をやらせて、お金を取る場合もありえます。しっかりしたシステムを作らないと悪用されます。国内における規準のもとでの受け皿を作らない限り、インドなど海外の女性の子宮をお金で借りるケースは今後どんどん増えるでしょう。グローバル化した現在、国内で代理出産をただ禁止して解決できる問題ではないと思います」

イリノイ州のような法律があれば、いかなる赤ちゃんが生まれても依頼者カップルが引き取る義務があるが、法整備がない日本でもし障害児が生まれてくれば、たとえ兄弟姉妹間とはいえ、引き取らないケースも出てくるかもしれない。

そう考えると、根津医師の主張するとおり、生まれてくる子の権利を守るためにも、何よりもいま必要であるのは、法整備である。ニューヨーク州のように有償代理出産を禁止するにせよ、フランスやドイツのように生命倫理上、代理出産そのものを禁止、関わったものはすべて厳重処罰とするにせよ、法律を整備することが喫緊の課題である。

二〇〇八年五月二八日に、野田聖子氏らが参加する「代理出産の法整備を進める超党派勉強会」で、根津医師は次のように述べた。

「国内において、子どもを欲している人に安心して子どもを産んでもらえる体制の構築、また産んでも育てることができない人への対応が急務であります。そのためには非配偶者間体外受精、代理出産、卵子セルフバンク、シングルマザー、養子縁組等、あらゆる方法でサポート体制を作り、産みたい女性が産める社会を、子どもが欲しいと望む人が差別されないような社会にしていくべきだと考えます」

そして、法を整備し、受け皿を作ったうえで、選択する自由は当事者にあるというのが、根津医師の一貫した考え方だ。

「一〇〇パーセント完成された医療はありません。私が長年一人でも挑み続けているのは、私を最後の砦《とりで》として助けを求め、この医療技術を必要とする患者さんたちがいるからです。そしてこのような倫理観も問われる先端の生殖医療では、成功率、危険率を常にオープンにしておくことも我々産婦人科医師の務めです。なぜなら、危険率がどれほど高くてもそれを選択する自由と権利は患者さんにあるからです」

メディアにバッシングされようが、日本産科婦人科学会から厳重注意の処分を受けようが、代理出産に対する、その頑強な哲学は変わらないようだ。

■危うい生命操作の行く末

幸福を追求する権利とは

根津医師へのインタビューを終え、代理出産に対する考え方は、単なる賛成派、反対派にくくることは難しいとあらためて感じた。

同じように代理出産を推進していても、野田聖子氏らの考え方と根津医師とは、一見似ているようで、乖離《かいり》があるのではないか。根津医師は依頼母や代理母の条件をかなり厳しく設定している。一方、野田聖子議員の発言は当事者の自己決定権と生まれた子の法的な地位の安定性に終始しているように受け取れる。たとえば、野田議員はｎｉｋｋｅｉＢＰネットというサイトのインタビューに対して、二〇〇六年末にこのように答えている。

「日本には世界に冠たる高度生殖補助医療の技術が既にある。患者が主体的に、自己責任で自己決定して選んだ道です。なぜ第三者が目くじらを立てて批判するのでしょうか。理由は、誰が『母』か、法律に明記されていないからなんです」

「夫婦またはカップルが、二人で話し合い、どこまでなら自分たちの子供と認めることができるのか、当事者が決めればいい。法律で区切ったとしても、技術的に可能なことならアングラで行われるでしょう。今の技術で安全・確実にできる手段なら（著者註・高度生殖補助医療は）原則自由にするべきです」（http://www.nikkeibp.co.jp/style/biz/person/interview/061127_noda1/）

どちらがいいとは軽々にはいえない。代理出産を容認するかしないか、という白黒的な考え方は危険であろう。私自身、今回代理出産に関わったさまざまな人々を取材しながら、何度もアンビヴァレントな感情に陥った。不妊カップルの子どもが欲しいという希求は十分わかる。子宮に先天的な異常があったり、摘出手術を受けた女性は、代理出産以外に自分の子を得る道がないのだからなおさらだろう。

しかし、代理母の苦痛もこの目で見て、取材してきたのだ。代理出産という行為は外側からみるほど、単純ではない。代理母の家族まで巻き込み、絶縁や離散といった悲劇的な運命を背負わされたケースも少なくないのである。あれほど厳格なガイドラインを作り、慎重に試行を進めてきた根津医師でさえ、姉妹間代理出産を中止せざるをえなかったのだ。「何が起こるかわからないからこそ、関わる人みんなに理性がないとうまくいかない」と根津医師は言うが、思いもよらない未知の出来事に冷静に対処できる人間は少ない。

そして、私が一番気になるのは、代理出産で生まれてきた子どもたちだ。自分の出自に関して語るときのマーケル家の子どもたちの目に翳《かげ》りを感じたのは、気のせいではないだろう。アメリカでは代理母との関係をオープンにし、時期を選んで子どもにも生い立ちを包み隠さず話すという依頼母が増えている。しかし、アメリカで代理出産斡旋業をしている日本人業者によれば、日本人の依頼者夫婦は、徹底的に秘密主義であることが多いという。出産が終わるやいなや、すぐに子どもを連れ帰り、アメリカ人の代理母との関係を断ち切ろうとするらしい。「一切連絡をするな」という態度に、傷つく代理母も多いと聞く。

できることなら秘密裡にという日本人夫婦の気持ちもわからないではない。しかし、出生の経緯を隠すことは、「出自を知る権利」を保障しようという機運のあるいま、許されるものだろうか。それは子どものアイデンティティ形成に直接関わるものであり、嘘が判明した場合、子どもの動揺は限りなく大きいはずだ。

また、日本人の依頼者夫婦が離婚したことで、無国籍状態のままインドから出られなくなった女児のように、生殖グローバリゼーションのなかで、とばっちりを食うのも子どもたちだ。

日本国憲法第一三条では、個人の尊重と幸福を追求する権利が認められているが、人はどこまでその権利を行使できるものなのだろうか。幸福追求権やそこから発生する自己決定権は、子どもを欲しいと願う夫婦にも、代理母側にもある。

しかし、生まれてくる子どもには自己決定権はないのである。ある日突然子どもに「そこまでして産んでくれと頼んだ覚えはない」と、突き放されるかもしれない。生まれてきた子どもは、親とはまったく人格が異なる一人の人間なのである。

エピローグ――マーケル家からの伝言

万人向けの方法ではない

マーケル家の取材を終えて帰国した私のもとに、リンダ・マーケルからメールが届いた。次のメッセージをぜひ日本人に伝えてほしいという。以下に要約して紹介する。

「自分の子どもが欲しい。私たち夫婦はただその思いだけで、代理出産という未知の世界に挑戦しました。初めて自分の子を腕に抱いたときの感動は忘れません。

でも、斡旋業者が間に入ったこともあり、代理母になってくれた女性とうまくコミュニケーションがとれず、彼女たちに精神的な負担をかけてしまったこともあります。私たちの依頼が原因で、彼女たちの家族にまで波紋が広がり、人生を変えさせてしまうような出来事もありました。私は基本的には代理出産に賛成ですが、この方法は誰にでも勧めることではありません。あくまで当事者が選択することなのです。

代理出産は、代理母と依頼者カップルの双方を守る、厳格な統制のとれた骨組みをつくることから取り組まなければなりません。そこから少しでも逸脱すると、法的な問題が起きて、双方にパーソナルなダメージが生じます。また近親者が代理母になってトラブルが起きた場合、これは人生を変える出来事に発展します。このような契約をする際には、何が起こるかわかりません。関わる人、すべての人が、いつ何が起きてもおかしくないことを理解することが重要です」

代理母や生まれてきた子どもたちに対しても、リンダは細やかな配慮を寄せている。自身が先駆者であるという自負もあるだろうが、こうした配慮は、代理出産という「経験」が彼女にとっていまもなお続いているからに他ならない。

「依頼する側は、体と命を犠牲にしているのは代理母だということを忘れてはなりません。彼女こそ、ずっとサポートをされ、守られる必要があるのです。信頼できる医師はもちろん、いつどんな問題が生じてもそれに取り組めるプロの臨床心理士が常にいること、代理母同士の気持ちが通じ合えるようなグループも必要でしょう。

私自身についていえば、ブラッドの産みの母親ホーリーとは、いまは非常に親密な、仲のいい関係にあります。私たちのどちらも慎重に選ばれ、性格がマッチしたのです。その意味では私は恵まれています。

残念ながら、ホーリーの人生においては、ブラッドを産んだあと、最愛の自分の息子が生まれましたが、二歳半で亡くなりました。いま彼女がブラッドに会うと、自分のもう一人の息子を思い出すと言います。二人の幼いときは非常によく似ていてまるで双子のようです。自分の息子は死んでしまったのに、自分が産んだもう一人の子どもが別の母親に育てられている。彼女はこんな試練に耐えられるほど強い女性です。人生で何が起こるかわからないと私が言ったのはこういうことです。不妊カップルの夢を実現させるためには、依頼するほうも、依頼されるほうも、そしてその家族も、関わる人すべてが強い意志をもっていることが大切です。

愛する家族を得てからも親としての試練は続きます。子どもが、特殊な状況で生まれてきて、それが子どものアイデンティティ形成にどのような影響を与えるかは本当に心配しました。ずっと悩みの種でした。子どもたちが小さいころ、私は、もらった出産のときのビデオテープを見せて、自分が生まれるところを見せてやりました。

子どもたちが理解できる年ごろから、どうやって彼らが生まれてきたのか、出自について教えました。養子の場合と似ています。子どもたちなりの葛藤はあるでしょう。でも最初から教えられれば、それが彼らの通常の人生経験の一部になります。またそれは人間として知る権利でもあるのです」

リンダ・マーケル自身も、ニューヨーク州初の代理出産ベイビーの母親として、常に好奇の目にさらされ試練のなかを生きてきた。どう子どもに接するか、その特殊な出自をいつどのようにして教えるか、戸惑いの連続だったことは十分に想像がつく。出産のときのビデオテープを子どもたちに見せたというメールの記述に、幼いブラッドに彼女がこう言って聞かせたと話していたことを思い出した。

「ママのお腹が壊れちゃったから、あなたを親切な女の人が産んでくれたのよ」

どう話そうか悩んだ末にそう表現したのだろう。その後も子どものいじめ問題、思春期の混乱、子どもと代理母との面会など、彼女の気の休まるときはなかったはずだ。そして、ブラッドを産んだホーリーを通して、代理母に降りかかる試練も目の当たりにした。

代理出産に関わるすべての人が強くなければいけないという彼女の言葉には、深い実感が込められている。

確実にすり減っていく命の尊厳

リンダ・マーケルの未知への挑戦が、その後多くの不妊で悩む女性たちに影響を与えたのは確かである。その女性たちが、キンブレルの言うように「テニスラケットを売買するように赤ちゃんを売買」したとは私は思わない。妊娠が不可能であっても、自分の子どもが欲しいと願うのは、本能から湧き出る母性そのものだとも思う。

しかし、すべての取材を終えて感じるのは、やはり人為的な生命操作への危うさである。そこにビジネスが絡んできたとき、命の尊厳は確実にすり減り、損なわれていく。その尊厳を守るためにも法整備は急務である。

リンダをはじめ、代理出産をめぐってさまざまな立場の人々を取材してきたが、強く印象に残っているのは、代理出産で胎児もろとも娘を失ったデニス・マウンスの母親パトリシアの言葉だ。

「誰もが親になる資格を得られるとは限らない。子どものいない人生もまた人生である。

それを引き受けていくことが人間としてのあるべき生き方ではないのか」

彼女の言葉には、悲しみや私憤を超えた説得力があった。

子どもがいる人生が、そうではない人生よりも幸福である保証はないし、その逆もまた真なりではないかと思う。子どもがいても不幸な人生を送っている家族もいれば、いなくても幸福な人生を送っているカップルもいる。

短絡的な幸福追求としての代理出産、そしてそれによる「命の贈り物」という安易な選択は、自分たちだけの問題では決して終わらない。権利を主張できない新しい命が生まれてくることを忘れてはならないのである。

あとがき

ニューヨーク医科大学で基礎医学のコースを履修し終えた一九八四年、アメリカに残ったまま私は取材・執筆活動を始めた。その三年後、本書の第一章でも取り上げたベイビーM裁判が始まった。当時住んでいた町からほど近い法廷での裁判だったので、たまたま足を運ぶようになったのだが、生殖医療の技術がビジネスと結びつき、家族のあり方や生命倫理の考え方を変えていくという事実に、「アメリカという国は何でもありの国だ」とショックを受けた。それと同時にこれは本腰を入れて取り組むべきテーマだと直感した。

それから四半世紀近く。代理出産斡旋業を営む弁護士から、アメリカの女性に代理出産を依頼した日本人夫婦まで、この問題に関わるありとあらゆる人々に取材を行ってきた。そして立場の違う人に会うたびに、この問題の複雑さを感じたものだ。依頼者夫婦に話を聞けば、彼らの心情にひきずられる。代理母に会えば、「人助け」をしたという矜持《きょうじ》と心の傷との間で葛藤している姿に直面する。斡旋業者である弁護士たちはさすがに口八丁手八丁で、彼らの「論理」と対峙するたびに、エネルギーを消耗した。そういった、さまざまな立場の人の声を受けて、いかに書き、伝えるかに苦心してきた。

本書ではひとまず、現在そして将来にわたって「代理出産がはらむ問題」を明らかにしたかったが、読者の方はどう判断されたであろうか。日本国内での議論に一石を投じることに成功しただろうか。

ほとんどの欧米諸国には、生命倫理に関する法律、そして代理出産に関する法律があるが、日本にはまだない。厳しい条件付きの容認であれ、有償代理出産禁止であれ、どんな形でも早急に法整備が必要であることは、この本を読めばおわかりいただけるかと思う。もちろん慎重な議論をした上での話だが、法の空白は四半世紀で十分だ。

最後に、長期にわたる海外取材を許可してくださった新書編集部の小林薫編集長と、本書の構成について数多くの貴重なアドバイスをくださった服部祐佳さんに感謝したい。宮内千和子さんにも助けをいただいた。

それから根津八紘医師、広報を担当している根津千尋さんにも、執拗な取材に懲りずにつき合っていただいたことにこの場を借りてお礼を申し上げたい。アメリカで快く取材に応じてくれたマーケル夫妻、代理母たち、その他多くの人に対する感謝の気持ちもここで表したいと思う。

大野和基

二〇〇九年五月

参考文献

フィリス・チェスラー、佐藤雅彦訳『代理母―ベビーM事件の教訓』平凡社、一九九三年

アンドリュー・キンブレル、福岡伸一訳『ヒューマンボディショップ―臓器売買と生命操作の裏側』化学同人、一九九五年

デボラ・L・スパー、椎野淳訳『ベビー・ビジネス―生命を売買する新市場の実態』ランダムハウス講談社、二〇〇六年

金城清子『生殖革命と人権―産むことに自由はあるのか』中公新書、一九九六年

神里彩子、成澤光編『生殖補助医療』(「生命倫理と法・基本資料集3」)信山社、二〇〇八年

「特集・国境を越える生殖医療と法」『学術の動向』二〇〇五年五月

Mary Beth Whitehead, *A Mother's Story: The Truth about the Baby M Case*, St. Martin's Press, New York, 1989

Susan Markens, *Surrogate Motherhood and the Politics of Reproduction*, University of California Press, 2007

Noel P. Keane, Dennis L. Breo, *The Surrogate Mother*, Everest House, New York, 1981

Lynda Beck Fenwick, *Private Choices, Public Consequences: Reproductive Technology and the New Ethics of Conception, Pregnancy, and Family*, Dutton, New York, 1998

Debora L. Spar, Where Babies Come from: Supply and Demand in an Infant Marketplace, *Harvard Business Review*, 2006/2

巻末資料

日本学術会議生殖補助医療の在り方検討委員会の提言（二〇〇八年四月）

（1）代理懐胎については、法律（例えば、生殖補助医療法〈仮称〉）による規制が必要であり、それに基づき原則禁止とすることが望ましい。

（2）営利目的で行われる代理懐胎には、処罰をもって臨む。処罰は、施行医、斡旋者、依頼者を対象とする。

（3）母体の保護や生まれる子の権利・福祉を尊重し、医学的、倫理的、法的、社会的問題を把握する必要性などにかんがみ、先天的に子宮をもたない女性及び治療として子宮の摘出を受けた女性に対象を限定した、厳重な管理の下での代理懐胎の試行的実施（臨床試験）は考慮されてよい。

（4）代理懐胎の試行に当たっては、医療、福祉、法律、カウンセリングなどの専門家を構成員とする公的運営機関を設立すべきである。一定期間後に代理懐胎の医学的安全性や社会的・倫理的妥当性などについて検討し、問題がなければ法を改正して一定のガイドラインの下に容認する。弊害が多ければ試行を中止する。

（5）代理懐胎により生まれた子の親子関係については、代理懐胎者を母とする。

（6）代理懐胎を依頼した夫婦と生まれた子については、養子縁組または特別養子縁組によって親子関係を定立する。

（7）出自を知る権利については、子の福祉を重視する観点から最大限に尊重すべきであるが、それにはまず長年行われてきた夫以外の精子による人工授精（ＡＩＤ）の場合などについて十分検討した上で、代理懐胎の場合を判断すべきであり、今後の重要な検討課題である。

（8）卵子提供の場合や夫の死後凍結精子による懐胎など議論が尽くされていない課題があり、今後新たな問題が出現する可能性もあるため、引き続き生殖補助医療をめぐる検討が必要である。

（9）生命倫理に関する諸問題については、その重要性にかんがみ、公的研究機関を創設するとともに、新たに公的な常設の委員会を設置し、政策の立案なども含め、処理していくことが望ましい。

（10）代理懐胎をはじめとする生殖補助医療について議論する際には、生まれる子の福祉を最優先とすべきである。

大野和基（おおの かずもと）

一九五五年、兵庫県生まれ。東京外国語大学英米学科卒業。一九七九年に渡米し、コーネル大学で化学を、ニューヨーク医科大学で基礎医学を学ぶ。その後、現地でジャーナリストとしての活動を開始、医療問題から経済まで幅広い分野の取材・執筆を行う。一九九七年に帰国した後も頻繁に取材のため渡米。米国の最新事情に精通している。訳書に『外科の夜明け』（小学館）。

代《だい》理《り》出《しゅっ》産《さん》 生《せい》殖《しょく》ビジネスと命《いのち》の尊《そん》厳《げん》

集英社新書〇四九二B

二〇〇九年五月二〇日 第一刷発行
二〇一三年三月一三日 第二刷発行

著者……大《お》野《お》和《かず》基《もと》

発行者……加藤 潤

発行所……株式会社集英社
東京都千代田区一ツ橋二-五-一〇 郵便番号一〇一-八〇五〇
電話 〇三-三二三〇-六三九一（編集部）
〇三-三二三〇-六三九三（販売部）
〇三-三二三〇-六〇八〇（読者係）

装幀……原 研哉

印刷所……凸版印刷株式会社

製本所……ナショナル製本協同組合

定価はカバーに表示してあります。

ISBN 978-4-08-720492-6 C0236
Printed in Japan